SCHILDDRÜSE – KURZ UND BÜNDIG

Von Georg Zettinig und Wolfgang Buchinger

2. vollständig überarbeitete Auflage 2010

Krause & Pachernegg GmbH · VERLAG für MEDIZIN und WIRTSCHAFT · A-3003 Gablitz

Inhaltsverzeichnis

Kapitel 1: Einleitung 7
Anatomie 7
Physiologie 8
    Hormonproduktion 8
    Die Schilddrüsenhormone im Organismus 8
    – Die Transportproteine 8
    – Die freien Hormone 9
    – Wirkung der Schilddrüsenhormone auf den Stoffwechsel 9
    Hypothalamisch-hypophysäre Steuerung 10
Jodversorgung 11

Kapitel 2: Untersuchungsmethoden 13
Anamnese 13
Klinisch-physikalische Untersuchung 13
Labor 14
Sonographie 15
Szintigraphie 18
Feinnadelpunktion 20
Weitere diagnostische Methoden 21

Kapitel 3: Therapiemöglichkeiten 23
Medikamentöse Therapie 23
    Schilddrüsenhormon 23
    Thyreostatika 23
    Schilddrüsenblockade vor Jodgabe 24
Radiojodtherapie 25
Chirurgische Therapie 25

Kapitel 4: Schilddrüsenstörungen 27
Störungen der Schilddrüsenfunktion 27
    Hypothyreose 27
    – Ursachen 27
    – Klinik 27
    – Therapie 28
    Hyperthyreose 28
    – Ursachen 28
    – Klinik 30
    – Therapie 30

Störungen der Schilddrüsenmorphologie 31
　Struma 31
　Diffuse Veränderungen 31
　Herdförmige Veränderungen 32
　　– Schilddrüsenknoten 32
　　– Schilddrüsenzysten 33

Kapitel 5: Schilddrüsenerkrankungen **35**
Euthyreote Struma 35
Der „kalte" Knoten 39
Funktionelle Autonomie 39
Immunhyperthyreose vom Typ Morbus Basedow 43
Endokrine Orbitopathie 45
Thyreoiditis 48
　Autoimmun-Thyreoiditis 48
　　– Chronische Immunthyreoiditis Hashimoto 48
　　– Postpartum-Thyreoiditis 50
　　– Silent Thyreoiditis 52
　Nicht-autoimmune Thyreoiditis 52
　　– Akute Thyreoiditis 52
　　– Subakute Thyreoiditis de Quervain 52
　　– Strahlenthyreoiditis 53
　　– Invasiv-sklerosierende Thyreoiditis Riedl 53
　　– Spezifische Thyreoiditiden 53
　Medikamentös bedingte Thyreoiditis 53
　　– Amiodaron-induzierte Thyreoiditis 53
　　– Interferon-induzierte Thyreoiditis 55
Bösartige Erkrankungen der Schilddrüse 55

Kapitel 6: Die Schilddrüse in besonderen Lebensabschnitten **65**
Schwangerschaft und Stillperiode 65
Kindheit und Jugend 68
Die Schilddrüse im höheren Lebensalter 70

Kapitel 7: Anhang **71**
Nützliche Internetadressen 71
Autorenvorstellung 72
Index 74

Verlag: Krause & Pachernegg GmbH, A-3003 Gablitz
Druck: Edelbacher Druck Ges.m.b.H., A-1180 Wien, Eduardgasse 6
ISBN 978-3-901299-57-5

© 2010 by Verlag Krause & Pachernegg. Alle Rechte vorbehalten. Das Buch und alle in ihm enthaltenen Beiträge sind urheberrechtlich geschützt. Ohne schriftliche Genehmigung des Verlags darf diese Publikation oder Teile daraus nicht in andere Sprachen übersetzt oder mit mechanischen, photographischen, elektronischen oder sonstigen Mitteln reproduziert oder auch auf Datenträger übertragen werden. Eine Markenbezeichnung kann geschützt sein, auch wenn beim Namen kein Hinweis auf ein Schutzrecht angegeben ist.

Alle Angaben von Dosierungen, Anwendungshinweisen, Applikationsformen usw. erfolgen außerhalb der Verantwortung von Autor und Verlag und sind vom jeweiligen Anwender im Einzelfall auf ihre Richtigkeit zu prüfen.

Vorwort

Das Spektrum der Schilddrüsenerkrankungen hat sich in den letzten Jahrzehnten in Österreich zusehends geändert; seit Einführung der gesetzlichen Jodsalzprophylaxe nimmt die Strumahäufigkeit in Österreich ab. Schilddrüsenerkrankungen sind aber weiterhin häufig und in den letzten Jahren treten vor allem die Autoimmunerkrankungen der Schilddrüse stärker in den Vordergrund.

„Schilddrüse – kurz und bündig" gibt einen kurz gefassten Überblick über die moderne Diagnose und Therapie von Schilddrüsenerkrankungen und wird durch zahlreiche Tabellen und Originalabbildungen aus der Universitätsklinik für Nuklearmedizin Wien, der Schilddrüsenambulanz der Internen Abteilung des Krankenhauses der Barmherzigen Brüder Graz-Eggenberg, der Schilddrüsenpraxis Josefstadt Wien und des Instituts für Schilddrüsendiagnostik und Nuklearmedizin Gleisdorf abgerundet.

Nachdem auch der Nachdruck der ersten Auflage 2005 bald vergriffen war, haben wir die zweite Auflage nun vollständig überarbeitet: Es wurden relevante Neuerungen hinsichtlich Diagnostik und Therapie eingefügt, zusätzlich finden Sie auch zahlreiche neue Abbildungen. Unser Dank gilt auch Herrn Univ.-Prof. Dr. Guido Dorner (Univ.-Klinik für Augenheilkunde Wien) für die Überarbeitung des Kapitels „Endokrine Orbitopathie".

Wir hoffen, dass Ihnen dieses Buch bei der Betreuung Ihrer Patienten eine Hilfe ist und wünschen Ihnen viel Freude bei der Vertiefung auf dem weiten Gebiet der Schilddrüsenerkrankungen.

Wien, Graz, im März 2010

Georg Zettinig   Wolfgang Buchinger

Kapitel 1: Einleitung

Anatomie

Die Schilddrüse liegt mit ihren beiden durch den Isthmus verbundenen Lappen beiderseits des Schildknorpels und unterhalb des Ringknorpels (Abb. 1.1). Im Laufe der Embryonalentwicklung wandert Schilddrüsengewebe vom Foramen coecum am Zungengrund nach kaudal an Zungenbein und Kehlkopfknorpeln vorbei in die endgültige Lage. Versprengtes Schilddrüsengewebe kann überall auf dem Weg der Wanderung persistieren. Häufig zieht noch ein Lobus pyramidalis vom Isthmus nach kranial. Die Nebenschilddrüsen lagern sich in der Embryonalentwicklung an die dorsale Wand der beiden Schilddrüsenlappen an und wandern mit nach kaudal. Gelegentlich sind sie in die Organkapsel eingeschlossen. Nach Abschluss der Wanderung liegt der Nervus laryngeus recurrens den unteren Polen der beiden Schilddrüsenlappen an.

Das für den Fetus zur Hormonsynthese essentielle Spurenelement Jod wird diaplazentar übertragen, auch mütterliche Schilddrüsenhormone können in geringem Maß die Plazentaschranke passieren.

Im Unterschied zu den anderen Hormondrüsen ist die Schilddrüse eine Follikeldrüse (Stapeldrüse), die ihre Produkte extrazellulär in mit Kolloid gefüllten

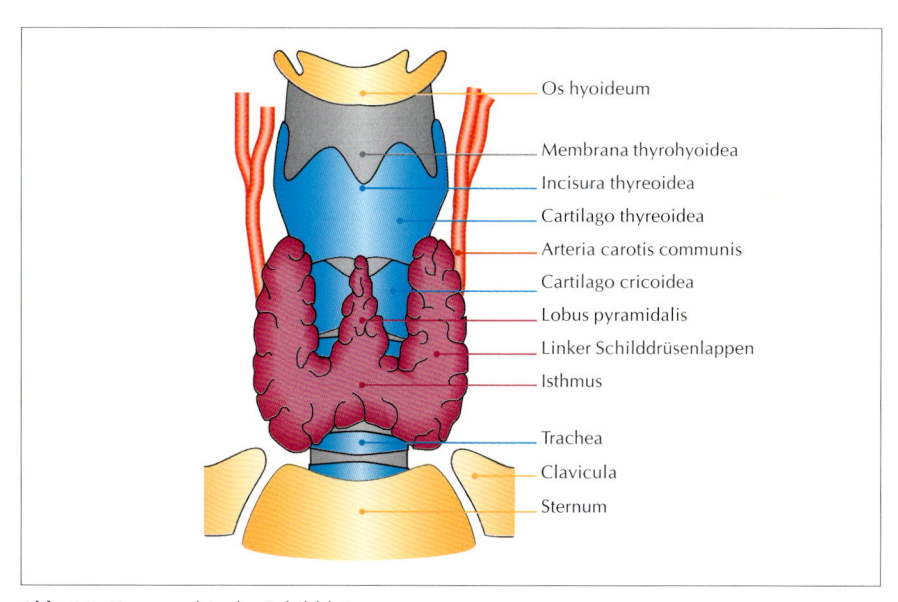

Abb. 1.1: Topographie der Schilddrüse

Follikeln ablagert. Zwischen den die Follikel bildenden Thyreozyten liegen die parafollikulären Zellen (C-Zellen), die das Hormon Kalzitonin produzieren.

Physiologie

Hormonproduktion

Die Thyreozyten produzieren – gesteuert von Hypophyse und Hypothalamus (Abb. 1.2) – das Prohormon T4 (Thyroxin) und das biologisch aktive Hormon T3 (Trijodthyronin). Diese werden an das Glykoprotein Thyreoglobulin gebunden und im Kolloid der Follikel gestapelt; für die Synthese der Schilddrüsenhormone ist das Spurenelement Jod essentiell.

Die einzelnen Schritte der Schilddrüsenhormonsynthese im Detail:
- Der Natrium/Jodid-Symporter nimmt aktiv Jodid aus dem Blut in die Thyreozyten auf (Jodination).
- Die Schilddrüsenperoxydase (TPO) katalysiert die Oxydation des Jodids zu Jod und den Einbau ins Thyreoglobulin an der apikalen Zellmembran.
- Durch Exozytose werden die beiden ans Thyreoglobulin gebundenen Hormonvorläufer Monojodthyrosin und Dijodthyrosin ins Follikellumen abgegeben. Aus zwei Molekülen Dijodthyrosin entsteht das (zu diesem Zeitpunkt noch immer ans Thyreoglobulin gebundene) Schilddrüsenhormon T4. T3 kann durch Koppelung von Monojodthyrosin und Dijodthyrosin, vor allem aber extrathyreoidal durch Dejodierung von T4 in T3 entstehen. Die abhängig vom Jodangebot unterschiedlich jodierten Thyreoglobulinmoleküle werden nun im Follikel gespeichert.

Auch die Ausschüttung von T4 und T3 wird vom TSH stimuliert: Die ans Thyreoglobulin gebundenen Schilddrüsenhormone werden wieder in die Thyreozyten aufgenommen und anschließend ins Blut abgegeben.

Die Schilddrüsenhormone im Organismus

Die Transportproteine
Nur das freie T3 (fT$_3$) und das freie T4 (fT$_4$) wirken an den Zellen. Weit über 99 % der Schilddrüsenhormone sind jedoch an Transportproteine gebunden. Das wichtigste Transportprotein ist das TBG (Thyroxin-bindendes Globulin); die Affinität der Schilddrüsenhormone zu den beiden weiteren Bindungsproteinen Transthyretin und Albumin ist geringer. Durch diese Proteinbindung hat T4 eine biologische Halbwertszeit von 7 Tagen im Blut. Bei Bestimmung der gebun-

denen Hormone muss daher unbedingt der Status der Bindungsproteine berücksichtigt werden, um die Schilddrüsenfunktionslage richtig beurteilen zu können.

Häufigster Pitfall: Erhöhtes Gesamt-T_4 und erhöhtes Gesamt-T_3 bei normalem TSH bei Einnahme der „Pille": Die freien Hormone sind bei diesen Patientinnen normal.

Die freien Hormone
Das Verhältnis von fT_3 zu fT_4 im Plasma beträgt 1 : 100. Das kurzlebige T3 ist wesentlich wirksamer als T4 und ist das biologisch aktive Hormon, während T4 vor allem als Depot zur Bereitstellung des benötigten T3 dient. Das im Blut zirkulierende T3 stammt nur zu 20 % aus der Schilddrüse, der weit größere Anteil entsteht extrathyreoidal durch Jodabspaltung von T4, welches im Blut eine Halbwertszeit von einer Woche hat.

Die Typ I-5'Dejodinase katalysiert als wichtigstes Enzym die Umwandlung von T4 in T3 in Organen wie Schilddrüse, Leber und Niere. Zusätzlich dazu existieren neben weiteren Dejodinasen auch noch andere Stoffwechselwege.

T3 hat eine 10-fach höhere Stoffwechselwirkung als T4.
Nur die freien Hormone sind biologisch wirksam.

Wirkung der Schilddrüsenhormone auf den Stoffwechsel
Das freie T3 (und zu einem weit geringeren Anteil auch das freie T4) hat eine direkte Wirkung an Rezeptoren im Zellkern; die nicht-nukleären Effekte sind wohl sekundär.

- Steigerung von Sauerstoffverbrauch, Energieumsatz und Wärmeproduktion
- Beschleunigung der Kohlenhydrataufnahme, Steigerung der Glukoneogenese
- Verstärkte Freisetzung körpereigener Fettbestände, Beschleunigung des Cholesterinauf- und -abbaus
- Förderung der Proteinsynthese
- Aktivierung von Osteoblasten und Osteoklasten
- Steigerung der Myokardkontraktilität, Herabsetzung des peripheren Gefäßwiderstandes, Neigung zu Tachykardie und Arrhythmie
- Unentbehrlich für Wachstum und Reifung von Skelett, Gehirn und Muskulatur

Schilddrüse und Insulin: In der Hyperthyreose steigt der Insulinbedarf.

Hypothalamisch-hypophysäre Steuerung

Das im Hypothalamus ausgeschüttete TRH (Thyreotropin Releasing Hormon) regt die Hypophyse zu einer verstärkten Ausschüttung von TSH an, was wiederum zu einer gesteigerten Bildung von T4 und T3 führt. In Hypothalamus und Hypophyse wird je nach Konzentration der freien Schilddrüsenhormone im Blut die Bildung von TRH und TSH gehemmt oder angeregt (Abb. 1.2).

Neben diesem Regelkreis modulieren auch die durch Jod beeinflusste intrathyreoidale Autoregulation und lokal in der Schilddrüse gebildete Wachstumsfaktoren und Zytokine die Ausschüttung der Schilddrüsenhormone.

> TSH ist der empfindlichste Parameter zur Detektion einer Schilddrüsenfunktionsstörung und als Screeningparameter gut geeignet.

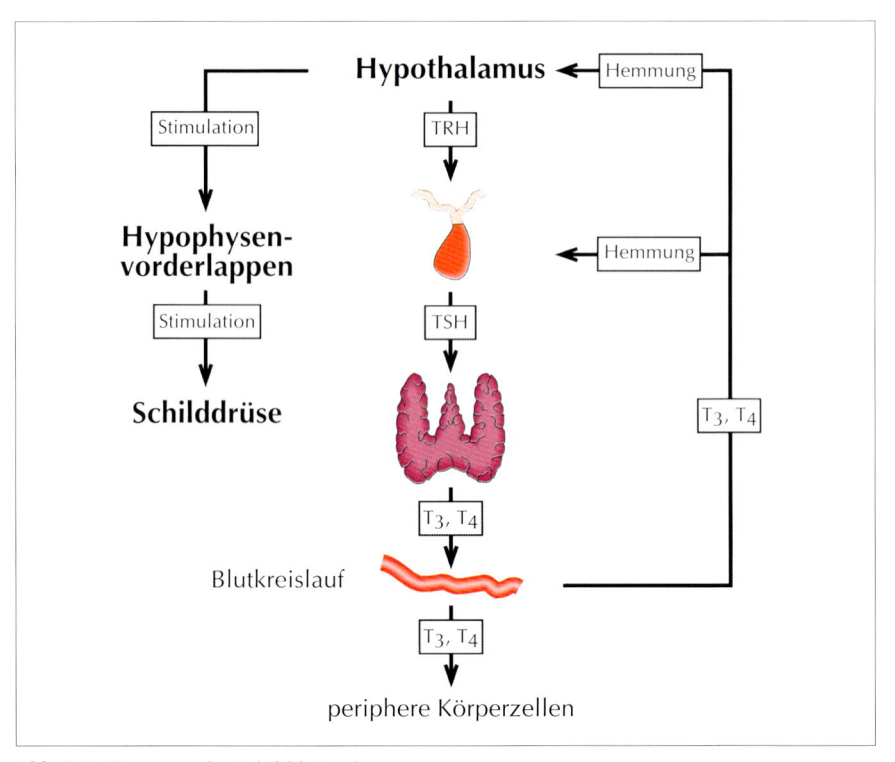

Abb. 1.2: Steuerung der Schilddrüsenhormone

Jodversorgung

In Österreich wurde 1963 die gesetzliche Jodsalzprophylaxe mit einer Jodierung des Speisesalzes mit 10 mg/kg eingeführt. Durch diese Maßnahme kam es zu einem Verschwinden des Kretinismus und zu einer Abnahme der Strumahäufigkeit. Aufgrund eines fortbestehenden geringen Jodmangels wurde die Jodbeigabe zum Kochsalz seit 1990 auf 20 mg/kg erhöht. Der tägliche Jodbedarf liegt bei Neugeborenen zwischen 40 und 90 µg, bei Kindern und Jugendlichen zwischen 90 und 120 µg und ab dem 15. Lebensjahr bei 150 µg. Während der Schwangerschaft und der Stillperiode ist eine tägliche Jodzufuhr von 200 µg erforderlich.

Bei vorbestehenden Schilddrüsenerkrankungen (Hashimoto-Thyreoiditis, Postpartum-Thyreoiditis) kann ein Jodexzess die Funktionsstörung (meist Hypothyreose) früher auslösen oder verschlechtern.

Bei hyperthyreoten Funktionsstörungen (Immunhyperthyreose Typ Mb. Basedow, funktionelle Autonomie) muss auf eine Restriktion der Jodzufuhr geachtet werden (Cave: Röntgenkontrastmittel). Ebenso muss bei differenzierten Schilddrüsenkarzinomen vor einer hochdosierten Radiojodtherapie und in der Nachsorge vor diagnostischen Jod-Ganzkörperszintigrammen mehrere Wochen eine jodarme Ernährung eingehalten werden und auf jodhältige Medikamente (Desinfizientien, Amiodaron) verzichtet werden.

Schilddrüse und Jod:
(1) Jod ist generell gut für die gesunde Schilddrüse und die Jodsalzprophylaxe hat zu einem deutlichen Rückgang der Strumahäufigkeit geführt.
(2) Autoimmunerkrankungen der Schilddrüse werden durch große Mengen an Jod jedoch verschlechtert.
(3) Jodkarenz bei funktioneller Autonomie, Basedow und vor geplanter Radiojodgabe bei Schilddrüsenkarzinompatienten!

Kapitel 2: Untersuchungsmethoden

Anamnese

Folgende Informationen müssen erhoben werden:
- Bestehen aktuell Beschwerden am Hals als Hinweis auf lokale Veränderungen (Globusgefühl, Dyspnoe, Einfluss-Stauung)?
- Bestehen Hinweise auf eine Hyperthyreose, wie innerliche Unruhe, Tachykardie, Gewichtsverlust, Tremor, Schlafstörungen, vermehrtes Schwitzen, vermehrter Stuhlgang, oder auf eine Hypothyreose wie vermehrte Müdigkeit, Frieren, Depression, Gewichtszunahme, Obstipation, Leistungsknick, Haarausfall, trockene Haut oder brüchige Fingernägel?
- Ist die Schilddrüse druckschmerzhaft (subakute Thyreoiditis)?
- Bestehen vor allem morgendlich auftretende Schwellungen der Augenlider, konjunktivale Reizungen oder ein vermehrter Tränenfluss als Zeichen einer endokrinen Orbitopathie?
- Wurde bereits eine Kropfoperation oder eine Radiojodtherapie durchgeführt? Wenn ja: wann, wie oft und warum?
- Wurde eine externe Radiatio der Halsregion durchgeführt?
- Werden oder wurden Schilddrüsenhormone oder Thyreostatika oder andere Medikamente, die den Schilddrüsenhormonmetabolismus beeinflussen können (Amiodaron, Lithium), eingenommen?
- Wurde in den letzten 3–6 Monaten eine Untersuchung mit Röntgenkontrastmittel durchgeführt?
- Werden gerinnungshemmende Medikamente eingenommen?
- Besteht ein Kinderwunsch, eine Schwangerschaft, hat die Patientin vor Kurzem entbunden oder stillt sie gerade?
- Gibt es eine familiäre Häufung von Schilddrüsenerkrankungen (vor allem von Immunthyreopathien) oder weiteren Autoimmunerkrankungen?

Klinisch-physikalische Untersuchung

Die Palpation der Schilddrüse ist unerlässlich und muss bei jeder Untersuchung durchgeführt werden. Bei der Palpation sitzen sich der Untersucher und der Patient gegenüber. Bei gebeugtem Kopf des Patienten wird mit dem rechten Daumen der rechte Schilddrüsenlappen zwischen Trachea und M. sternocleidomastoideus palpiert, sodann mit dem linken Daumen der linke Schilddrüsenlappen. Anschließend wird bei rekliniertem Kopf der Isthmus und der Lobus pyramidalis untersucht. Beim Schlucken wird die Fossa jugularis inspiziert. Ein Verstreichen kann ein Hinweis auf einen retrosternalen Strumaanteil sein.

Labor

Die In-vitro-Diagnostik der Schilddrüsenparameter sollte nur von Stellen durchgeführt werden, die die relevanten Richtlinien zur Qualitätssicherung erfüllen. Die verschiedenen modernen immunometrischen Bestimmungsmethoden liefern heute Resultate mit prinzipiell gleicher Zuverlässigkeit, allerdings muss jedes Labor Referenzbereiche für seine Methode und sein Einzugsgebiet ermitteln. Nur so ist eine Vergleichbarkeit der Befunde verschiedener Labors

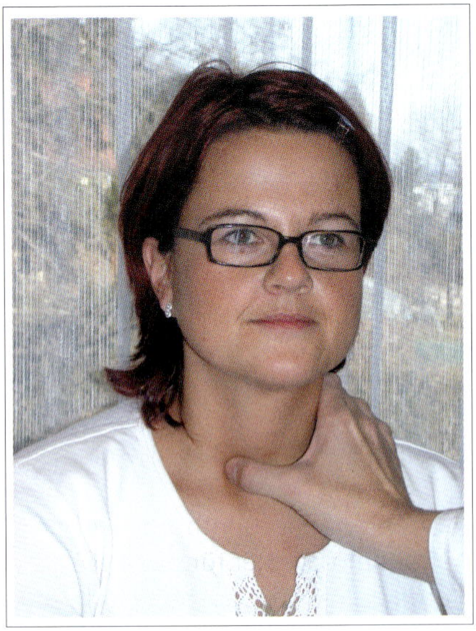

Abb. 2.1: Palpation der Schilddrüse

und eine sichere Interpretation der Werte möglich. Da Fehlinterpretationen zu unnötigen Zusatzuntersuchungen führen, sollte auch die Interpretation der Parameter nur durch in der Schilddrüsendiagnostik erfahrene Ärzte erfolgen.

- **TSH** (Thyreoidea-stimulierendes Hormon): Der zentrale Parameter des Regelkreises zwischen Hypothalamus, Hypophyse und Schilddrüse.

Ein normales TSH schließt eine Schilddrüsenfunktionsstörung praktisch aus.

- **T3, T4** (Trijodthyronin und Tetrajodthyronin (Thyroxin) im Blut: Nur die freien (nicht proteingebundenen) Schilddrüsenhormone spiegeln die Versorgung des Körpers mit Schilddrüsenhormon wider. Aufgrund der Zuverlässigkeit der modernen Bestimmungsmethoden sollten daher die freien Hormone (fT_3 und fT_4) bestimmt werden, da beim proteingebundenen T3 und T4 (TT3, TT4) Veränderungen der Bindungsproteine die Messergebnisse beeinflussen.
- **TRH-Test:** Der basale TSH-Spiegel und der TSH-Wert nach intravenöser bzw. nasaler Gabe von TRH zeigen eine sehr enge Korrelation. Durch die Verfügbarkeit sensitiver Testverfahren zur TSH-Bestimmung ist der TRH-Test heute nur mehr bei diagnostischen Problemfällen erforderlich.
- **Thyreoperoxidase-Antikörper** (TPO-Ak): Antikörper gegen das in der Thyreozytenzellmembran gelegene Protein sind bei 90 % der Patienten mit chronischer Immunthyreoiditis und etwa 70 % der Patienten mit Morbus

Basedow nachweisbar. Geringgradig erhöhte Titer kommen auch bei etwa 20 % der Patienten mit nicht-immunogenen Schilddrüsenerkrankungen vor und finden sich vereinzelt auch bei Schilddrüsen-Gesunden.
- **Thyreoglobulin-Antikörper** (Tg-Ak): Erhöhte Tg-Ak finden sich bei 70–80 % der Patienten mit Autoimmunthyreoiditis. Allerdings ist die Inzidenz erhöhter TPO-Ak bei chronischer Immunthyreoiditis höher, nur selten zeigt sich eine isolierte Erhöhung der Tg-Ak. Unspezifische Tg-Ak-Erhöhungen sind möglich.
- **TSH-Rezeptor-Autoantikörper** (TRAK): Antikörper gegen den TSH-Rezeptor sind zur Diagnosestellung des Morbus Basedow essentiell.
- **Thyreoglobulin** (Tg): Wird von den Thyreozyten synthetisiert und ins Follikellumen abgegeben. Das Protein ist für die Synthese und Speicherung der Schilddrüsenhormone essentiell. Physiologischerweise sind niedrige Thyreoglobulinkonzentrationen im Blut nachweisbar. Indikationen zur Thyreoglobulinbestimmung sind:
1. Tumormarker für das differenzierte Schilddrüsenkarzinom bei Patienten mit Zustand nach Thyreoidektomie und Radiojodtherapie. Beste Aussagekraft nach vollständiger Schilddrüsenablation.
2. Hinweis auf eine Hyperthyreosis factitia: Bei organischen Schilddrüsenerkrankungen ist der Tg-Spiegel meist erhöht, wohingegen bei der missbräuchlichen Einnahme von Schilddrüsenhormon der Tg-Spiegel supprimiert wird.
3. Konnatale Hypothyreose: DD Athyreose versus Hypoplasie / Ektopie.
Thyreoglobulin-Wiederfindung (Tg-Recovery): Zur Qualitätssicherung des Thyreoglobulinwertes (bei sehr hohen Tg-Spiegeln und Thyreoglobulin-Antikörpern Falschmessungen möglich). Die Probe wird mit einer definierten Tg-Menge versetzt; ist die Wiederfindung gestört, kann der gemessene Tg-Wert nicht beurteilt werden.
- **Kalzitonin:** Das Hormon wird von den C-Zellen (parafollikulären Zellen) synthetisiert und dient als Tumormarker für das medulläre Schilddrüsenkarzinom bzw. eine C-Zell-Hyperplasie. Bei grenzwertig und mäßig erhöhtem Kalzitoninspiegel wird eine Stimulation mit Pentagastrin durchgeführt, um eine erhöhte Produktion von einer Abbaustörung abzugrenzen (Pentagastrintest).

Sonographie

Durch ihre oberflächliche Lage ist die Schilddrüse der Sonographie gut zugänglich. Die Ultraschalluntersuchung eignet sich hervorragend zum Screening und stellt somit die zentrale Untersuchung zum Ausschluss einer gestörten Schilddrüsenmorphologie dar. Man erhält dabei morphologische Infor-

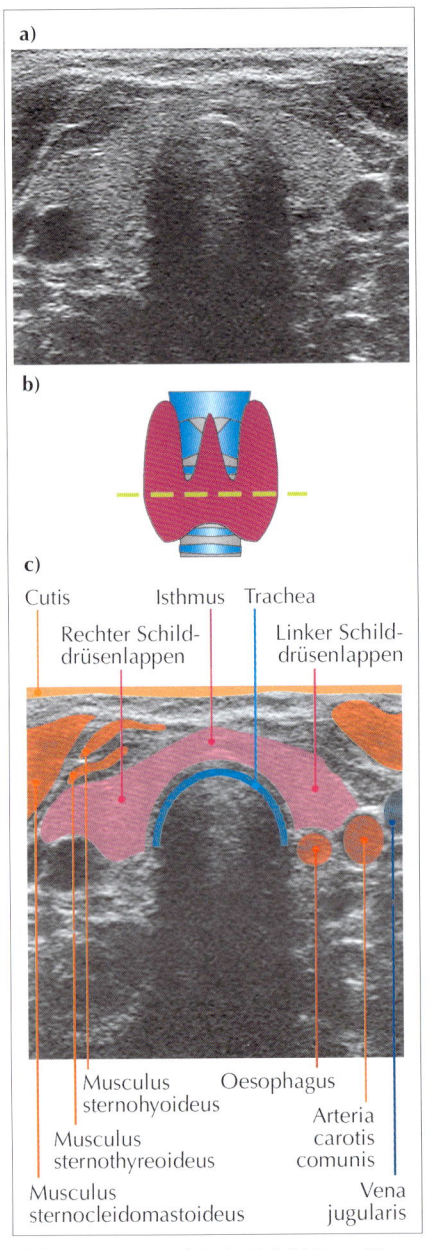

Abb. 2.2: Sonographie der Schilddrüse (Querschnitt): Sonographiebild **(a)**, Darstellung der Schnittebene **(b)** und Schema der anatomischen Strukturen **(c)**

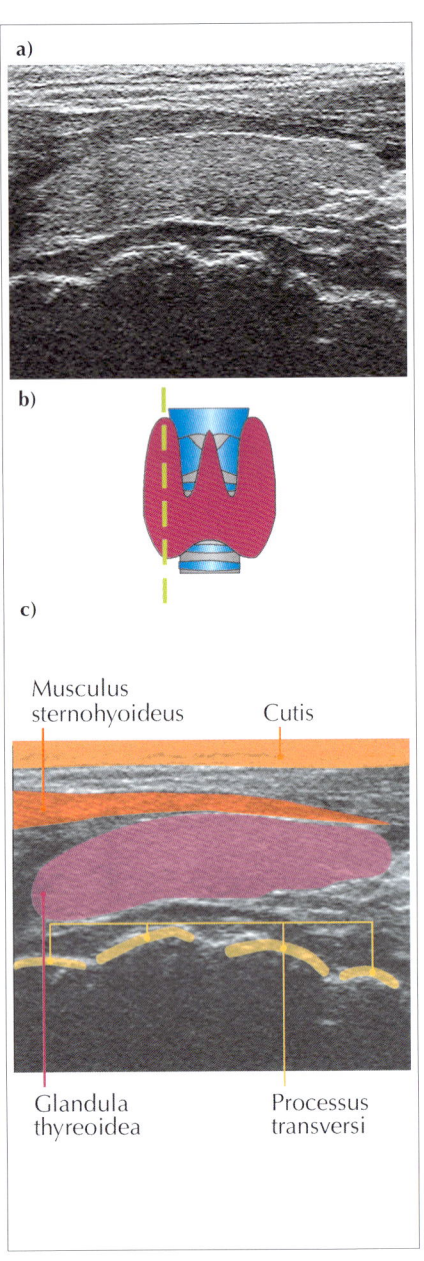

Cutis — Isthmus — Trachea
Rechter Schilddrüsenlappen — Linker Schilddrüsenlappen
Musculus sternohyoideus
Musculus sternothyreoideus
Musculus sternocleidomastoideus
Oesophagus
Arteria carotis comunis
Vena jugularis

Abb. 2.3: Sonographie der Schilddrüse (Längsschnitt): Sonographiebild **(a)**, Darstellung der Schnittebene **(b)** und Schema der anatomischen Strukturen **(c)**

Musculus sternohyoideus — Cutis
Glandula thyreoidea — Processus transversi

mationen. Es sollte ein Linear- oder Sektorschallkopf mit einer Sendefrequenz zwischen 7,5 und 13 MHz verwendet werden.

Beim am Rücken liegenden Patienten werden beide Schilddrüsenlappen sowohl im Quer- als auch im Längsschnitt untersucht. Es muss das Gesamtvolumen des Organs berechnet werden (näherungsweise pro Lappen: Länge x Breite x Tiefe x 0,5). Weiters werden diffuse und nodöse Veränderungen beschrieben (Echomuster und Größe). Auf zervikale Lymphknotenvergrößerungen oder Nebenschilddrüsenadenome muss geachtet werden. Das Echomuster wird durch die Zahl und Größe der Schilddrüsenfollikel sowie deren Kolloidgehalt bestimmt. Man unterscheidet zwischen echofrei, echoarm, echonormal und echodicht. Ein echonormales Grundmuster weist auf eine gesunde Schilddrüse mit normal großen Follikeln hin. Echofreie Läsionen mit dorsaler Schallverstärkung entsprechen zystischen Veränderungen. Diffuse Echoarmut spricht für immunogene Schilddrüsenerkrankungen; echoarme Knoten werden sowohl bei funktionellen Autonomien als auch bei Adenomen und Karzinomen beobachtet. Echodichte Strukturen mit dorsaler Schallauslöschung entsprechen Verkalkungen. Die Farbdopplersonographie liefert zusätzliche Informationen über die Durchblutung.

> Die durch die Dopplersonographie gewonnenen Informationen können eine Szintigraphie keinesfalls ersetzen.

In Gebieten mit ausreichender Jodversorgung sind Schilddrüsenvolumina bis 18 ml bei erwachsenen Frauen und bis 25 ml bei erwachsenen Männern normal. Bei größeren Schilddrüsen handelt es sich um diffuse Strumen.

> Die Sonographie ist die zentrale Untersuchung zum Ausschluss einer gestörten Schilddrüsenmorphologie.

In der Nachsorge des Schilddrüsenkarzinoms nimmt die Sonographie zur Beurteilung des Schilddrüsenbettes und der Halsweichteile eine zentrale Rolle ein.

> Sonographie – Befundschema:
> - Schilddrüse normal groß / vergrößert / atroph
> - Volumen rechts, Volumen links in Milliliter
> - Knoten: Lage, Größe in allen drei Ebenen, Echostruktur des Knotens
> - Echostruktur des Schilddrüsenparenchyms
> - Eventuell Angaben zur Durchblutung in der Dopplersonographie
> - Beurteilung der Nebenschilddrüsen, der zervikalen Lymphknoten und Auflistung anderer eventueller Pathologien im Halsbereich

Szintigraphie

Die szintigraphische Darstellung der Schilddrüse entspricht einer Funktionstopographie. Das meist intravenös verabreichte Radionuklid wird funktionsabhängig in das Organ aufgenommen. In Arealen (Knoten) mit vermindertem Jodstoffwechsel und in weiterer Folge verminderter Schilddrüsenhormonsynthese kommt es zu einer geringeren oder fehlenden Einlagerung. Umgekehrt zeigt sich in Arealen vermehrter Hormonproduktion eine vermehrte Aktivitätsaufnahme.

Als Radionuklide stehen ^{99m}Technetium, ^{123}Jod und ^{131}Jod zur Verfügung. Aufgrund seiner leichten Verfügbarkeit, seiner guten Strahlungseigenschaften und des niedrigeren Preises wird hauptsächlich ^{99m}Technetium verwendet, das über den gleichen Mechanismus wie Jod in die Schilddrüsenzelle aufgenommen wird (Natrium/Jodid-Symporter). Nur bei speziellen Fragestellungen wie Verdacht auf ektopes Schilddrüsengewebe oder retrosternale Strumaanteile werden Jodisotope verwendet. Durch die Bestimmung der prozentuellen Nuklidaufnahme in die Schilddrüse (Uptake) können weitere Informationen gewonnen werden (z. B. Differentialdiagnose der Hyperthyreose, Verlaufskontrolle nach Therapie).

> Die Szintigraphie stellt die Aktivitätsaufnahme im gesamten Organ (z. B. homogen vermehrt bei Immunhyperthyreose, diffus vermindert bei atrophischer Thyreoiditis) und im Bereich von Knoten („kalter", „warmer", „heißer" Knoten) dar.

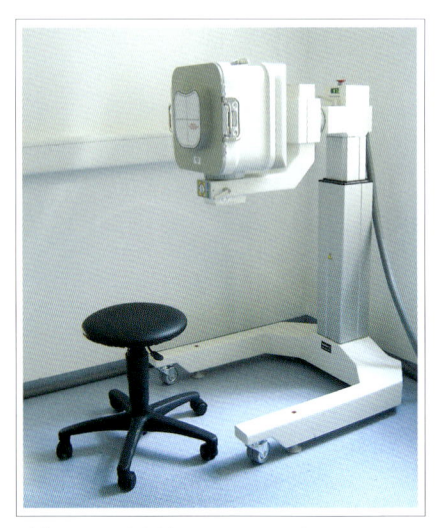

Abb. 2.4: Schilddrüsen-Gammakamera

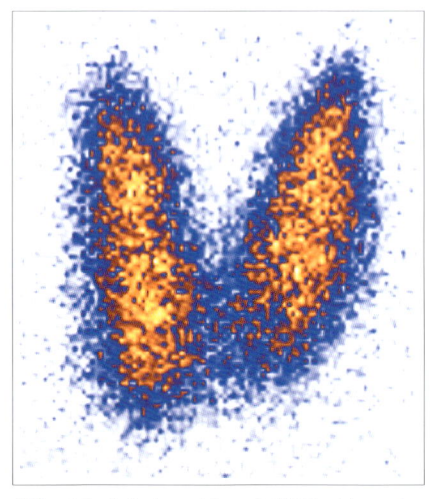

Abb. 2.5: Szintigraphie mit ^{99m}Tc: Normales Szintigramm der Schilddrüse.

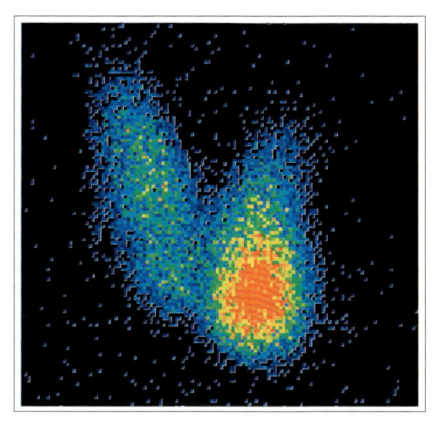

Abb. 2.6: Szintigraphie mit ^{99m}Tc: Unifokale funktionelle Autonomie – der „heiße" Knoten links kaudal ist Ausdruck eines funktionell autonomen Areals.

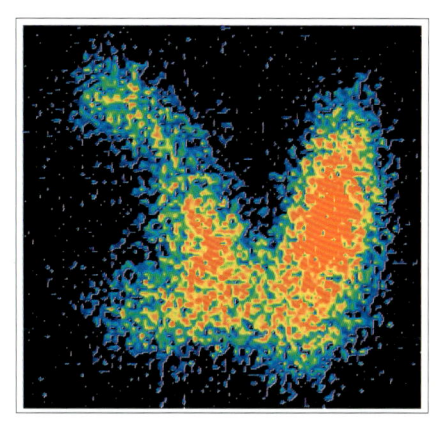

Abb. 2.7: Szintigraphie mit ^{99m}Tc: „Kalter" Knoten: Der sonographisch solide Knoten rechts zeigt szintigraphisch eine fehlende Aktivitätsaufnahme im Sinne fehlender Hormonproduktion.

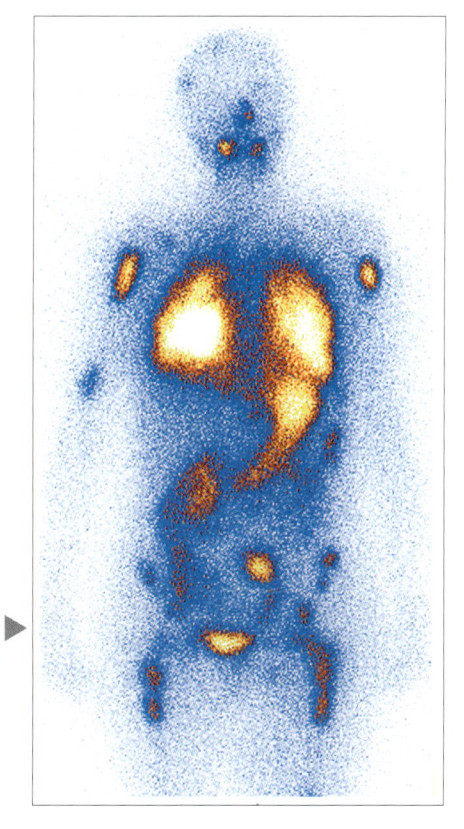

Eine Schilddrüsenszintigraphie ist indiziert bei der Abklärung von Knotenstrumen, subklinisch und manifest hyperthyreoten Zuständen, zur Therapiekontrolle nach Operation, Radiojodtherapie und als Verlaufsuntersuchung bei Patienten mit funktionell autonomen Knoten und euthyreoter Stoffwechsellage.

Indikationen zur ^{131}Jod-Ganzkörperszintigraphie sind in der Nachsorge des differenzierten Schilddrüsenkarzinoms posttherapeutisch und zumindest einmal diagnostisch gegeben. In manchen Zentren wird routinemäßig einmalig eine Szintigraphie mit nichtspezifischen Tracern (^{201}Thallium, ^{99m}Technetium-Sestamibi oder

Abb. 2.8: Ganzkörperszintigraphie mit ^{131}Jod bei einem Patienten mit differenziertem Schilddrüsenkarzinom: Hochpathologische Jodaufnahme über beiden Lungen als Ausdruck einer diffusen Lungenmetastasierung, multiple pathologische Jodanreicherungen im Bereich des Skeletts im Sinne einer ossären Metastasierung.

^{99m}Technetium-Tetrofosmin) durchgeführt. Kommt es in der Nachsorge zu einem Thyreoglobulinanstieg und ergibt das ^{131}Jod-Ganzkörperszintigramm keinen Hinweis auf jodspeichernde Rezidive oder Metastasen, ist die Durchführung einer ^{18}Fluor-FDG-Positronenemissionstomographie angezeigt. Vor Radiojodtherapien wird mittels einer Jod-Aufnahmemessung eine Dosimetrie durchgeführt.

Feinnadelpunktion

Die Punktionszytologie der Schilddrüse hilft bei der Differenzierung von benignen und malignen Knoten. Sie hat einen hohen Stellenwert in der Frühdiagnose von Schilddrüsenkarzinomen. Um optimale Ergebnisse zu erzielen, ist es erforderlich, dass die Untersuchung von einem geübten Arzt durchgeführt wird und das zytologische Präparat von einem erfahrenen Zytopathologen beurteilt wird. Bei bekannten Gerinnungsstörungen bzw. unter Antikoagulantientherapie kann die Punktion nicht durchgeführt werden. Ein Verschleppen von Tumorzellen entlang des Stichkanals ist praktisch ausgeschlossen.

Jeder suspekte Knoten mit einer Größe von mehr als einem Zentimeter sollte punktiert werden. Bei kleineren Knoten sinkt auch bei ultraschallgezielter Punktionstechnik die Anzahl an verwertbaren Ergebnissen. Weitere Indikationen zur Feinnadelpunktion sind der Verdacht auf ein lokales Tumorrezidiv oder eine zervikale Metastasierung nach Therapie eines Schilddrüsenkarzinoms. Bei großen zystischen Knoten kann eine therapeutische Punktion zum Absaugen der Zystenflüssigkeit durchgeführt werden (Abb. 2.10).

Meist finden sich zytologisch nichtmaligne regressive Veränderungen. Bei der follikulären Neoplasie ist zytologisch eine Differenzierung zwischen einem benignen follikulären Adenom und einem follikulären Karzinom nicht möglich. Bei diesem Befund hat daher eine operative Sanierung mit anschließender histologischer Diagnose zu erfolgen. Das papilläre Schilddrüsenkarzinom wird aufgrund seiner charakteristischen Veränderungen zytologisch meist erkannt. Probleme können lediglich papilläre Mikrokarzinome aufgrund falsch negativer Resultate ergeben. Beim medullären Schilddrüsenkarzinom kann durch zusätzliche immunhistochemische Färbung und Kalzitoninbestimmung im Serum die Diagnose gestellt werden.

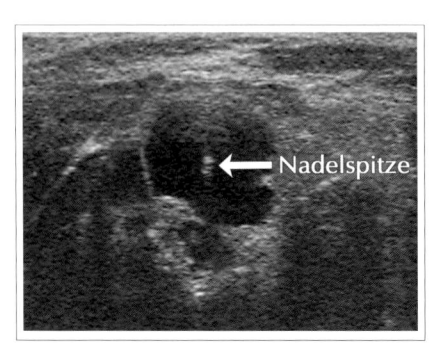

Abb. 2.9: Ultraschallgezielte Feinnadelpunktion einer Zyste: Die Lage der Nadelspitze wird sonographisch dokumentiert.

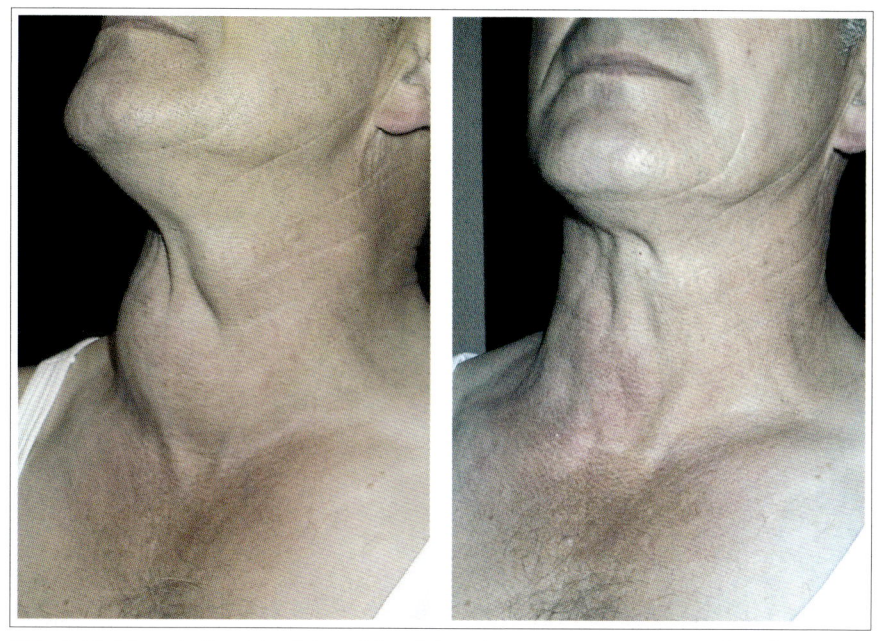

Abb. 2.10: Ultraschallgezielte Feinnadelpunktion einer Zyste: Patient vor und nach Punktion der Zyste.

Die Sensitivität und Spezifität der Punktionszytologie liegt bei erfahrenen Untersuchern und Zytopathologen bezüglich der Differenzierung zwischen malignen und benignen Befunden bei 80–90 %.

Weitere diagnostische Methoden

- Tracheazielaufnahme: Mit der Tracheazielaufnahme können genaue Aussagen über eine eventuelle Trachealverlagerung bzw. -einengung getroffen werden.
- Computertomographie und Kernspintomographie: Zur Abklärung einer intrathorakalen Strumaausdehnung bzw. einer mediastinalen Metastasierung muss eine Computertomographie oder eine Kernspintomographie durchgeführt werden. Bei Verdacht auf das Vorliegen eines Schilddrüsenmalignoms darf in der präoperativen Diagnostik auf keinen Fall jodhältiges Röntgenkontrastmittel verwendet werden.
- HNO-ärztlicher Befund: Routinemäßig soll prä- und postoperativ eine HNO-ärztliche Untersuchung mit Fragestellung nach Vorliegen einer Rekurrensparese durchgeführt werden.

Kapitel 3: Therapiemöglichkeiten

Medikamentöse Therapie

Schilddrüsenhormon

Schilddrüsenhormon wird zur Substitution einer hypothyreoten Funktionslage sowie zur strumaprotektiven Therapie verwendet.

Ziel der Behandlung einer Hypothyreose ist es, im Organismus wieder eine Euthyreose zu erreichen. Dies zeigt sich durch die Normalisierung des TSH-Spiegels und der freien Schilddrüsenhormone im Blut. Meist wird die Euthyreose durch Gabe von Levothyroxin (T4) erzielt. Die Anfangsdosis richtet sich nach dem Patientenalter, dem Schweregrad und der ungefähren Dauer der Hypothyreose. Patienten unter 60 Jahren ohne kardiopulmonale Begleiterkrankungen benötigen in der Regel 1,6–1,8 μg T4/kg Körpergewicht/Tag (Frauen: 75–125 μg, Männer 125–200 μg). Im Alter sinkt der Bedarf um 20–30 %. Ein Gleichgewicht zwischen TSH und fT_4 ist frühestens 6–8 Wochen nach regelmäßiger Einnahme von Schilddrüsenhormon in konstanter Dosierung eingetreten.

> Am Tag der Blutabnahme sollte die Schilddrüsenhormon-Medikation nicht eingenommen werden, da es sonst zu falsch-hoch gemessenen Schilddrüsenhormon-Spiegeln kommen kann.

Thyreostatika

Die thyreostatische Therapie der Hyperthyreose wird heutzutage fast ausschließlich mit Thiamazol oder Propylthiouracil durchgeführt. Nur in sehr speziellen Situationen werden Perchlorat oder eventuell Lithium oder Jod in hohen Dosen (Lugol'sche Lösung) zur Behandlung eines hyperthyreoten Zustandes eingesetzt.

Thiamazol bzw. Propylthiouracil hemmen dosisabhängig die durch die TPO katalysierte Jodisation des Thyreoglobulins und die Schilddrüsenhormonsynthese. Es kommt zu einer Kompetition mit dem intrathyreoidalen Jod um die Schilddrüsenperoxidase; dadurch verlangsamt sich der Jodeinbau ins Thyreoglobulin und die Schilddrüsenhormonsynthese. Die thyreostatische Wirkung ist daher bei Jodmangel ausgeprägter als bei normaler Jodversorgung oder Jodkontamination. Propylthiouracil führt in höherer Dosierung zusätzlich zu einer Hemmung der Konversion von T4 zu T3.

Da die pharmakologische Wirkung von Thiamazol ungefähr 24 h beträgt, ist eine tägliche Einmalgabe möglich. Bei Propylthiouracil ist die HWZ kürzer, die Dosierung muss daher auf mehrere Einzelgaben verteilt werden. Die Dosierung muss bei Propylthiouracil ungefähr 15 mal höher als bei Thiamazol erfolgen.

Nebenwirkungen der Thyreostatika sind meist dosisabhängig und in den ersten Behandlungswochen am häufigsten. Die gravierendste Nebenwirkung ist die Leukopenie, weiters können allergische Hautreaktionen, erhöhte Leberfunktionsparameter oder Thrombopenien auftreten. Selten werden Arthralgien beobachtet.

> Achtung bei der Interpretation des TSH-Wertes bei thyreostatisch anbehandelten Patienten bzw. anderen Konstellationen, bei denen es zu raschen Änderungen der Hormonwerte kommt:
> Hier ist die Beurteilung der freien Hormone essentiell, da der TSH-Wert erst verspätet die Funktionslage widerspiegelt!

Schilddrüsenblockade vor Jodgabe

Die Gabe von Jod in höherer Dosierung kann bei Patienten mit Schilddrüsenautonomie eine Hyperthyreose auslösen oder verschlechtern. Falls möglich, ist vor geplanter Röntgenkontrastmittelgabe eine definitive Therapie durchzuführen. Ist dies nicht möglich, muss bei diesen Patienten vor Jodexposition (Röntgenkontrastmittel) eine Schilddrüsenblockade mit Perchlorat durchgeführt werden. Perchlorat hemmt kompetitiv die Jodaufnahme in die Schilddrüse, ein mögliches Therapieschema ist in Tabelle 3.1 aufgeführt.

Tabelle 3.1: Schilddrüsenblockade vor Jodexposition bei erhöhtem Risiko einer jodinduzierten Hyperthyreose.

Perchlorat: 500 mg 2–4 h vor und nochmals 2–4 h nach Jodgabe   Anschließend 3 x 300 mg über 7 Tage
Thiamazol: Zusätzlich nur bei hohem Risiko (20 mg über 7 Tage)   Kontrolle der Schilddrüsenfunktion nach 3 und 6 Wochen

Radiojodtherapie

Die Radiojodtherapie wird vor allem zur definitiven Behandlung von Erkrankungen, die mit einer Hyperthyreose einhergehen, verwendet. Dabei wird die Betastrahlung von ^{131}Jod therapeutisch genützt. Diese hat im Gewebe eine Reichweite von 0,5–2 mm. ^{131}Jod reichert sich vor allem im hyperfunktionellen Schilddrüsengewebe an und bestrahlt dieses von innen. Das Isotop hat eine physikalische Halbwertszeit von 8 Tagen und wird über Harn, Stuhl, Schweiß, Speichel und andere Körpersäfte ausgeschieden. Die Therapie kann unter Beachtung gewisser Vorsichtsmaßnahmen ambulant durchgeführt werden. Bei Gabe höherer Aktivitäten ist ein stationärer Aufenthalt in speziell dafür eingerichteten Therapie-Stationen erforderlich.

Es gilt heute als gesichert, dass das Risiko einer Radiojodtherapie unabhängig vom Alter deutlich unter dem Risiko einer Operation liegt. Es gibt keine Bedenken für eine Schwangerschaft nach erfolgter Radiojodtherapie, lediglich in den ersten 6 Monaten nach Radiojodtherapie sollte eine Konzeption vermieden werden. Bei Radiojodtherapien zur Hyperthyreosebehandlung gibt es weiters keine gesicherten Hinweise auf eine malignominduzierende Wirkung.

Kontraindikationen für eine Radiojodtherapie sind Gravidität und Laktation, Kinderwunsch innerhalb der nächsten 6 Monate, schwere Hyperthyreosen ohne thyreostatische Vorbehandlungen, fehlende Jodaufnahme (z. B. Jodkontamination) sowie das Vorliegen eines konkreten Malignomverdachtes.

Chirurgische Therapie

Eine Operation ist bei großen Knotenstrumen, zumeist mit multifokaler Autonomie und/oder bei gleichzeitigem Vorliegen von „kalten" Knoten die Therapie der ersten Wahl. Auch bei lokalen Beschwerden, Malignomverdacht, sowie Kontraindikationen zur Radiojodtherapie sollte eine chirurgische Sanierung erfolgen. Risken einer Operation können die Verletzung des Stimmbandnervs und die Beschädigung und/oder Entfernung einer oder mehrerer Nebenschilddrüsen sein.

Mögliche Probleme bei einer Operation:
(1) Rekurrensparese
(2) Postoperativer Hypoparathyreoidismus

Kapitel 4: Schilddrüsenstörungen

Um Schilddrüsenerkrankungen zu diagnostizieren, müssen sowohl Störungen der Funktion als auch Störungen der Morphologie festgestellt werden. Im Anschluss wird die gestörte Funktion bzw. die gestörte Morphologie einzelnen Erkrankungen zugeordnet.

Störungen der Schilddrüsenfunktion

Die Bestimmung des TSH mit einem Assay der 3. Generation stellt die wichtigste Hormonuntersuchung zum Screening der Schilddrüsenfunktion dar. Ein normaler TSH-Wert schließt eine Schilddrüsenfunktionsstörung weitestgehend aus. Der erste fassbare Befund einer beginnenden Funktionsstörung ist eine TSH-Veränderung, die dann eine weiterführende Diagnostik erfordert. Durch zusätzliche Bestimmung der freien Schilddrüsenhormone lässt sich in den meisten Fällen eine Funktionszuordnung treffen; nur bei TSH-Werten im oberen oder unteren Grenzbereich bzw. ganz speziellen Fragestellungen, wie der Abklärung bei unerfülltem Kinderwunsch, kann manchmal eine TRH-Stimulation erforderlich sein. So kann eine subklinische Funktionsstörung von euthyreoten Zuständen differenziert werden.

Hypothyreose

Subklinische (latente) Hypothyreose: TSH erhöht, fT_4 und fT_3 im Normbereich.
Manifeste Hypothyreose: TSH erhöht, fT_4 und infolge auch fT_3 vermindert.

Ursachen
Die häufigste Ursache einer hypothyreoten Funktionslage ist die chronische Immunthyreoiditis. Auf Basis einer Autoimmunerkrankung kommt es zu einer lymphoplasmazellulären Infiltration der Schilddrüse, die sich entweder vergrößert (hypertrophe Form) oder atrophiert (atrophische Form). Auch durch Thyreoiditiden anderer Genese kann es zu einer Atrophie der Schilddrüse kommen. Nach Operation, Radiojodtherapie oder während thyreostatischer Therapie kann eine iatrogene Hypothyreose auftreten.

Klinik
Typische Symptome einer Hypothyreose sind Müdigkeit, Antriebslosigkeit, Gewichtszunahme, Obstipation, Bradykardie, Hypertonie und bei Frauen

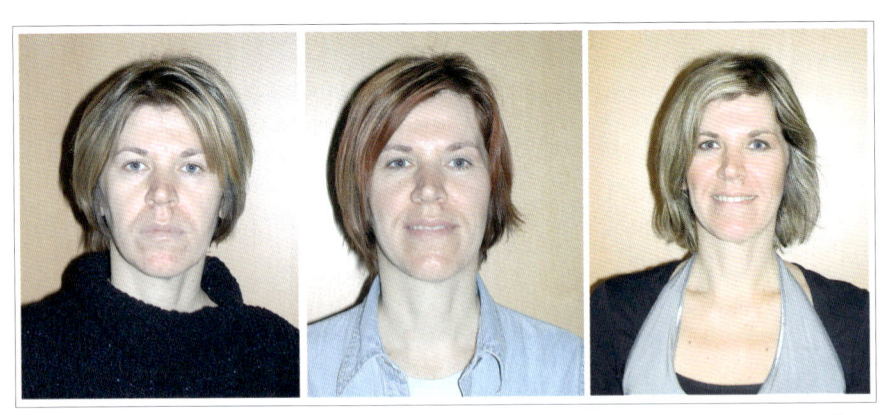

Abb. 4.1: Patientin mit einer ausgeprägten Hypothyreose zum Zeitpunkt der Diagnosestellung (**a**), nach Therapieeinleitung (**b**) und in stabil euthyreoter Funktionslage unter Schilddrüsenhormonmedikation (**c**).

Zyklusstörungen. Die Haut ist kühl und trocken, bei ausgeprägter Hypothyreose kommt es zu teigiger Konsistenz und nicht eindrückbaren Schwellungen (Myxödem). Die Patienten klagen über vermehrten Haarausfall, brüchige Fingernägel und sind insgesamt verlangsamt und desinteressiert, es kann eine depressive Verstimmung bestehen. Bei bestehender Schwangerschaft kann es zu Fehl- oder Frühgeburten und zu gestörter körperlicher und intellektueller Entwicklung des Fetus kommen.

Therapie
Zur Therapie der Hypothyreose siehe Seite 23.

Hyperthyreose

> Subklinische (latente) Hyperthyreose: TSH vermindert, fT_4 und fT_3 im Normbereich.
> Manifeste Hyperthyreose: TSH vermindert, fT_3 und meist auch fT_4 erhöht.

Ursachen
Auch die Hyperthyreose ist eine Funktionsstörung, der verschiedene Schilddrüsenerkrankungen zugrunde liegen, die unterschiedliche Therapiestrategien erfordern. Daher ist vor Therapiebeginn eine exakte Diagnose erforderlich. Die häufigsten Ursachen sind die funktionelle Autonomie und die Immunhyperthyreose vom Typ Mb. Basedow.

Bei der funktionellen Autonomie kommt es zu gehäuftem Auftreten von Thyreozyten, die von der übergeordneten TSH-Regulation unabhängig (autonom) sind. Diese autonomen Areale können in einzelnen Knoten (unifokal), mehreren Knoten (multifokal) oder disseminiert auftreten.

Beim Mb. Basedow hat die Hyperthyreose eine völlig andere Ursache: Es handelt sich hierbei um eine Autoimmunerkrankung mit thyreoidalen und extrathyreoidalen Manifestationen, bei der sich typischerweise erhöhte Titer an Schilddrüsenautoantikörpern – insbesondere TSH-Rezeptor-Autoantikörpern (TRAK), eventuell auch TPO-Ak und Tg-Ak – finden. Bei Schilddrüsenantikörper-negativen Patienten ist die Differentialdiagnose zur disseminierten Autonomie jedoch nicht immer einfach. Liegen das typische Ultraschallmuster oder Augensymptome im Sinne einer endokrinen Orbitopathie vor, ist die Diagnose einer Immunhyperthyreose gesichert. Tabelle 4.1 listet die typischen Befunde bei einer Schilddrüsenautonomie und bei Mb. Basedow auf.

Auch andere Autoimmunerkrankungen der Schilddrüse können passager mit einer Hyperthyreose einhergehen. Bei einer chronischen Autoimmunthyreoiditis Hashimoto, der Postpartum-Thyreoiditis, sowie bei der „silent thyreoiditis" können sich passagere hyperthyreote Phasen finden, die nicht thyreostatisch behandelt werden. Hier ist lediglich bei ausgeprägten Beschwerden eine symptomatische Therapie mit Betablockern angezeigt.

Bei der subakuten Thyreoiditis de Quervain, die mit hochgradigem Krankheitsgefühl einhergehen kann, findet sich im Anfangsstadium ebenfalls meist eine passagere Hyperthyreose.

Eine in der Schwangerschaft auftretende Hyperthyreose kann auf zwei Prinzipien beruhen: Einerseits zeigt das Beta-hCG eine Kreuzreaktion mit dem TSH-Rezeptor, andererseits kann es durch die Schwangerschaft zur Stimulation einer vorbestehenden Immunhyperthyreose kommen.

Tabelle 4.1: Differentialdiagnose zwischen funktioneller Autonomie und der Immunthyreopathie Morbus Basedow.

	Funktionelle Autonomie	**Mb. Basedow**
TSH-Rezeptor-Autoantikörper (TRAK)	fehlend	positiv
Extrathyreoidale Manifestationen	fehlend	endokrine Orbitopathie, prätib. Myxödem
Sonographie	Knoten, degenerative Veränderungen	diffus echoarme Struktur
Szintigraphie	bei fokaler Autonomie Herdbefund	homogen gesteigerte Aufnahme
Alter	Patienten eher älter	Patienten eher jünger

Die missbräuchliche Einnahme von Schilddrüsenhormonen ist häufiger als man glaubt; die Amiodaron-induzierte Thyreoiditis hat in den letzten Jahren zugenommen. Ausgesprochen seltene Ursachen einer Hyperthyreose sind die zentrale Hyperthyreose durch einen TSH-produzierenden Hypophysentumor, hormonproduzierende Schilddrüsenkarzinome oder deren hormonproduzierende Metastasen. Auch bei der Schilddrüsenhormonresistenz finden sich erhöhte T3- und T4-Spiegel im Blut.

Klinik
Eine langsam beginnende Hyperthyreose wird anfänglich von vielen Patienten durchaus als angenehm empfunden: Der Grundumsatz steigt, man nimmt Gewicht ab und ist aktiver. In der Folge nimmt die Befindlichkeit jedoch rasch ab: Die für das Vollbild einer Hyperthyreose charakteristischen Symptome sind Gewichtsverlust, häufiger Stuhlgang, Hitzeintoleranz, Schlaflosigkeit, Palpitationen und vermehrtes Schwitzen am ganzen Körper. Bei der physikalischen Untersuchung sind ein feinschlägiger Tremor, eine warme, feuchte Haut, eine Tachykardie und eventuell eine Arrhythmie charakteristisch.

Mono- oder oligosymptomatische Verlaufsformen werden vor allem bei älteren Patienten beobachtet, bei denen ein besonderes Augenmerk auf die kardiovaskulären Effekte gerichtet werden muss. Eine Schilddrüsenüberfunktion ist eine häufige Ursache für Vorhofflimmern; durch die Wirkung der Schilddrüsenhormone auf das Herz-Kreislaufsystem kommt es zur Herzinsuffizienz. Die initiale Behandlung einer Hyperthyreose besteht daher in einer Frequenznormalisierung mit einem Betablocker zusätzlich zur thyreostatischen Therapie.

Therapie
Mit Ausnahme der passageren, durch Zellzerfall bedingten Formen sowie der Hyperthyreosis factitia muss jeder Patient mit manifester Hyperthyreose thyreostatisch behandelt werden. In den meisten Fällen ist auch eine symptomatische Therapie mit Betablockern erforderlich. Nach Erreichen der peripheren Euthyreose (Schilddrüsenhormonwerte im Normbereich, TSH noch erniedrigt) muss je nach zugrunde liegender Krankheit behandelt werden: Bei einer funktionellen Autonomie ist stets eine definitive Therapie (Operation, Radiojodtherapie) erforderlich, beim Mb. Basedow ist eine thyreostatische Therapie über 12–18 Monate die erste Wahl.

Bei einer thyreostatischen Therapie sind engmaschige Kontrollen in meist 4-wöchigen Abständen erforderlich. Bei jeder Kontrolluntersuchung sollten die peripheren Hormone, das basale TSH und das Blutbild überprüft werden. Ziel der Therapie ist ein TSH-Wert im unteren Normbereich bei normalen freien Hormonen. Im Falle einer Persistenz oder eines Rezidivs sollte beim Mb. Basedow eine definitive Therapie (Radiojodtherapie oder totale Thyreoidektomie) erfolgen.

Bei der funktionellen Autonomie kommt es – im Gegensatz zum Mb. Basedow – zu keiner Remission oder Selbstheilung. Es muss bei eindeutiger Diagnose daher stets eine definitive Therapie durchgeführt werden. Lediglich in besonderen Situationen, wie schweren Allgemeinerkrankungen mit ungünstiger Prognose, sehr hohem Lebensalter mit ausgesprochener Multimorbidität, fehlender Kooperationsfähigkeit des Patienten für eine Radiojodtherapie oder Operation, kann an eine längerfristige, meist niedrig dosierte, thyreostatische Therapie gedacht werden.

Die verschiedenen Therapieoptionen bei hyperthyreoter Funktion sind im Kapitel 3, S. 23ff. genauer beschrieben.

Störungen der Schilddrüsenmorphologie

Die wichtigste Untersuchungsmethode für die Feststellung einer gestörten Schilddrüsenmorphologie ist neben der Palpation die Sonographie. Moderne Ultraschallgeräte (für die Schilddrüsensonographie sollten Schallköpfe mit einer Frequenz von mindestens 7,5 MHz verwendet werden) detektieren mit hoher Sensitivität Veränderungen im Drüsenparenchym. Neben Herdbefunden wie Knoten und Zysten erkennt der geübte Untersucher auch sofort das typische echoarme Schallmuster einer Autoimmunerkrankung. Der nächste diagnostische Schritt muss in vielen Fällen eine Szintigraphie sein, um den regionalen Stoffwechsel einzelner Herdbefunde oder der gesamten Schilddrüse näher zu charakterisieren. Insbesondere bei Knoten ist auch oft noch eine Feinnadelpunktion erforderlich, um die der gestörten Morphologie zugrunde liegende Erkrankung exakt zu diagnostizieren.

Struma

Als Struma wird eine vergrößerte und/oder knotig umgeformte Schilddrüse bezeichnet. Das Schilddrüsenvolumen kann ebenso wie eventuelle Herdbefunde sonographisch einfach bestimmt werden (siehe Seite 15ff). Die Normalwerte für Kinder finden Sie auf Seite 69.

Schilddrüsenvolumen:	
Normalwert bei Frauen: < 18 ml	Normalwert bei Männern: < 25 ml

Diffuse Veränderungen

Vergrößerte Schilddrüse mit regelrechter Parenchymstruktur
Schilddrüsenvolumen und Parenchymstruktur können sonographisch einfach bestimmt werden (siehe Seite 16), einer diffus vergrößerten Struma mit normalem Echomuster liegt in unseren Breiten fast immer eine Jodmangelstruma zugrunde.

Sonographisch echoarme Infiltration des Schilddrüsenparenchyms
Ist das Schilddrüsenparenchym von sonographisch echoarmen Infiltrationen durchsetzt, so liegen fast immer eine chronische Immunthyreoiditis oder ein Morbus Basedow vor. Die Schilddrüse ist in solchen Fällen auch oft geschwollen und fast kugelförmig konfiguriert, der Isthmus ist verbreitert. Diese Veränderungen sind meist disseminiert im gesamten Parenchym zu finden.

Hypervaskularisiertes Drüsenparenchym
Mit Hilfe der Dopplersonographie kann die Durchblutung des Schilddrüsenparenchyms evaluiert werden. Insbesondere beim Morbus Basedow ist diese massiv gesteigert. Einen Ersatz für die Szintigraphie stellt diese Untersuchungsmethode jedoch nicht dar.

Herdförmige Veränderungen

Herdbefunde werden palpatorisch, sonographisch, szintigraphisch und/oder punktionszytologisch abgeklärt. Jeder Befund muss immer mit den entsprechenden anderen Untersuchungsmethoden korreliert werden. Es ist daher von großem Vorteil, wenn alle Untersuchungen von ein und demselben Arzt durchgeführt werden.

Schilddrüsenknoten
Knoten werden in der Regel durch Palpation und/oder Sonographie festgestellt. Wenn Knoten vorliegen, ist folgendes weiteres Vorgehen erforderlich:
- Exakte sonographische Dokumentation der Knoten, Vermessung in drei Ebenen, Beurteilung und Dokumentation von Echogenität und Randbegrenzung.
- Überprüfung der Schilddrüsenfunktionslage durch Bestimmung des basalen TSH und eventuell auch der freien Schilddrüsenhormone.
- Durchführung einer Szintigraphie zur Beurteilung des regionalen Stoffwechsels: Knoten können aus normalem Schilddrüsengewebe bestehen und sich szintigraphisch vom restlichen Parenchym kaum abgrenzen („warme" Knoten). „Heiße" Knoten bestehen aus hyperfunktionellem Schilddrüsengewebe und sind Ausdruck einer funktionellen Autonomie. In „kalten" Knoten wird regional kaum Schilddrüsenhormon produziert und es besteht eine erhöhte Entartungstendenz. Im Gegensatz zu den „heißen" Knoten kommen „kalte" Knoten meist erst ab einer Größe von 1 cm zur Darstellung.
- Bei allen malignomverdächtigen Knoten ist eine Feinnadelbiopsie erforderlich.

„Heiße" Knoten: Funktionelle Autonomie, Hyperthyreosegefahr!
„Kalte" Knoten: Erhöhte Malignitätswahrscheinlichkeit!

Schilddrüsenzysten
Im Gegensatz zu Knoten vergrößern sich Zysten oft schnell; das oben beschriebene diagnostische Vorgehen ist auch bei Schilddrüsenzysten zu empfehlen. Zusätzlich ist eine sonographisch gezielte Punktion sinnvoll, um die Gewebsflüssigkeit vollständig zu entfernen. Im Anschluss wird der Punktionserfolg sonographisch dokumentiert und der Zysteninhalt zytologisch untersucht. Ist in der Zyste auch solides Gewebe vorhanden, sollte unbedingt auch aus dem soliden Anteil Gewebe entnommen werden, um ein eventuell zystisch degeneriertes Schilddrüsenkarzinom zu erkennen.

Größere Zysten neigen häufig zu Rezidiven. Nach erfolgloser Repunktion sollte eine chirurgische Sanierung durchgeführt werden.

Kapitel 5: Schilddrüsenerkrankungen

Euthyreote Struma

Einleitung
Die normale Schilddrüsengröße beträgt bei der erwachsenen Frau bis 18 ml und beim erwachsenen Mann bis 25 ml. Als *Struma diffusa* wird eine über diesen Normbereich hinausgehende Schilddrüsenvergrößerung bezeichnet. Eine *Struma nodosa* ist definiert als eine sichtbare, tastbare oder sonographisch nachweisbare Knotenbildung in einer normal großen oder vergrößerten Schilddrüse. Schilddrüsenzysten können in ansonsten unauffälligen Schilddrüsen, aber auch in Knotenstrumen vorkommen.

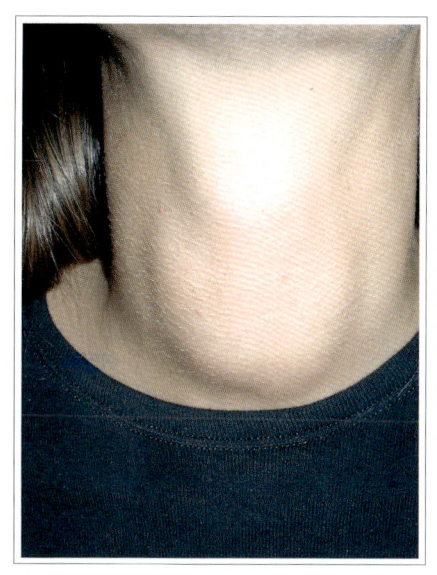

Abb. 5.1: Struma diffusa: Bei zurückgebeugtem Hals ist die diffus vergrößerte Schilddrüse deutlich erkennbar.

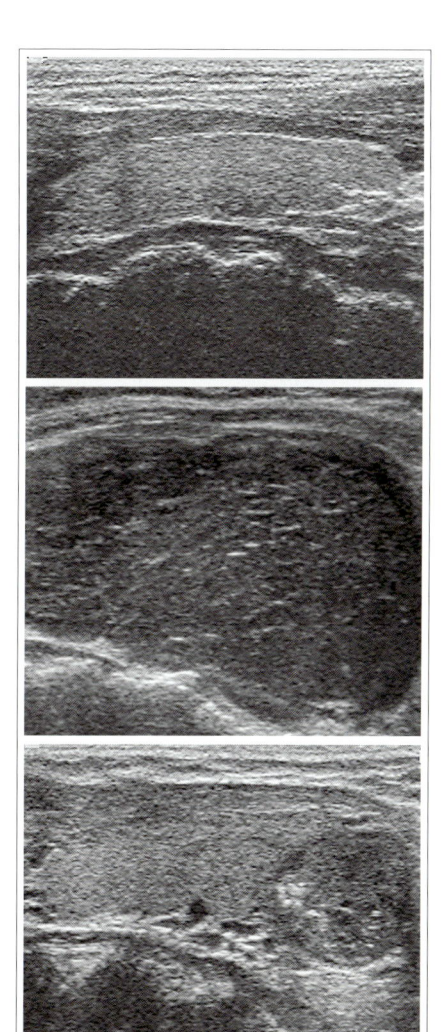

Abb. 5.2: Gestörte Schilddrüsenmorphologie im Ultraschall (Längsschnitte): **Oben:** Normale Echostruktur; **Mitte:** Diffus echoarmes Grundmuster, vergrößerte Schilddrüse; **Unten:** Herdbefund: Scharf und regelmäßig begrenzter echoarmer Knoten mit kleinsten Kalkeinlagerungen kaudal.

Meist besteht bei Strumen eine euthyreote Funktionslage. Von einer endemischen Struma wird gesprochen, wenn die Prävalenz bei 6–12-jährigen Kindern höher als 10 % ist. Die häufigste Ursache dafür ist der Jodmangel. Bei einer niedrigeren Prävalenz spricht man von einer sporadischen Struma. Über die Ursachen der sporadischen Struma ist noch wenig bekannt. Unbehandelt kann es im Laufe von Jahren und Jahrzehnten zu einer weiteren Größenzunahme, zu einer Vermehrung der Knoten und auch zur Entwicklung von funktionellen Autonomien kommen. Verschiedene Wachstumsfaktoren werden dafür verantwortlich gemacht.

Klinik und Verlauf
Meist keine Beschwerdesymptomatik. Bei größeren Knoten kann es zu lokalen Beschwerden (Globusgefühl), Heiserkeit oder oberer Einflussstauung kommen.

Labor
Meist Euthyreose. Bei lange bestehenden Strumen kann es aufgrund einer vermehrten Transformation in funktionsautonome Zellen zu einer subklinischen, seltener auch zu einer manifesten Hyperthyreose kommen.

Bildgebende Verfahren
Mittels Sonographie kann das Volumen der Schilddrüse bestimmt und die Anzahl, Größe, Lage und Echogenität der Knoten genau dokumentiert werden. Tabelle 5.1 listet sonographische Charakteristika auf, die bei der Dignitätsbeurteilung von Herdbefunden hilfreich sein können.

Die Szintigraphie zeigt funktionsautonome Knoten („heiße" Knoten) und wachstumsautonome Knoten („kalte" Knoten) auf. Bei Verdacht auf Trachealverlagerung oder -einengung muss eine Tracheazielaufnahme, bei intrathorakaler Strumaausdehnung eine Computertomographie (Cave: Röntgenkontrastmittel) oder Kernspintomographie durchgeführt werden.

Tabelle 5.1: Sonographische Charakteristika, die bei der Dignitätsbeurteilung von Knoten hilfreich sein können.

Sonomorphologie	eher benigne	eher maligne
Echostruktur	echonormal, echoreich	echonormal,
Kalk	kein Kalk, grobschollig	Mikrokalk
Halo	gut abgrenzbar	fehlend/unregelmäßig
Begrenzung	scharf	irregulär
Blutfluss	im Bereich des Halo gesteigert, intranodulär niedrig	intranodulär hoch großkalibrige Gefäße

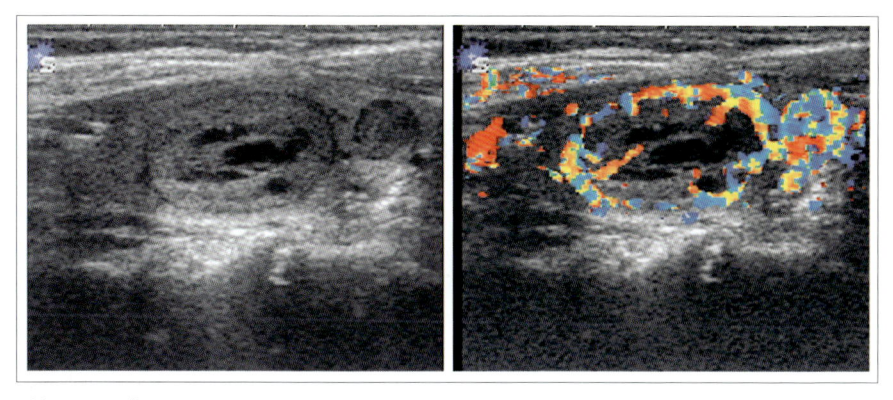

Abb. 5.3: Links: Längsschnitt durch den rechten Schilddrüsenlappen bei einer Patientin mit Struma nodosa: Im mittleren Lappendrittel ein echonormaler, teilweise kleinzystischer, gut begrenzter Knoten mit deutlich sichtbarem Halo. Kaudal davon ein kleinerer, echoarmer Knoten. Das restliche Parenchym sonographisch unauffällig. **Rechts:** Korrespondierender dopplersonographischer Befund. Der Knoten zentral zeigt intranodulär keine Perfusionsauffälligkeiten, jedoch einen deutlich hypervaskularisierten Halo. Im Knoten kaudal findet sich intranodulär eine deutlich gesteigerte Perfusion.

Feinnadelpunktion und Zytologie: Ab einer Größe von ca. 1 cm sollte jeder suspekte Knoten punktiert werden. Durch den zytologischen Befund können regressive Knoten von der follikulären Neoplasie und dem papillären Schilddrüsenkarzinom differenziert werden. Bei großen Zysten kann man im Sinne einer therapeutischen Punktion versuchen, den Zysteninhalt abzusaugen. Bei wiederholter Einblutung ist die Indikation zu einer Operation zu stellen.

Differentialdiagnose
Alle malignen und entzündlichen Veränderungen müssen ebenso wie die funktionelle Autonomie von der euthyreoten Knotenstruma abgegrenzt werden.

Therapie
Grundsätzlich stehen mehrere Optionen zur Verfügung: Observanz, konservative Therapie mit Schilddrüsenhormonen, eine Operation und in speziellen Fällen die Radiojodtherapie.

Observanz
Vor allem bei älteren Patienten mit lange bestehenden Knotenstrumen ohne erkennbare Wachstumstendenz kann eine abwartende Haltung eingenommen werden. Regelmäßige Kontrolluntersuchungen mit genauer Vermessung der Knotengröße sind jedoch erforderlich.

Schilddrüsenhormontherapie
Bei den meisten Patienten bestehen keine Hinweise auf eine Malignität. Nach Ausschluss einer hyperthyreoten Stoffwechsellage kann eine konservative Therapie mit Schilddrüsenhormon eingeleitet werden. Ziel ist es, das TSH-vermittelte Wachstum zu supprimieren. Somit soll ein weiteres Wachstum bestehender Knoten und das Auftreten neuer Knoten verhindert werden. Selten lässt sich eine Verkleinerung der Knoten dokumentieren. Somit ist eine Größenkonstanz bereits als Therapieerfolg zu werten. Der Patient muss darüber informiert werden, dass es sich um eine Langzeittherapie über Jahre und Jahrzehnte handelt. Mittels Ultraschalluntersuchung muss zumindest jährlich kontrolliert werden, ob sich Veränderungen der bestehenden Knoten ergeben haben, bzw. ob neue Knoten aufgetreten sind.

Die Dosierung der Schilddrüsenhormone sollte so gewählt werden, dass das basale TSH im unteren Normbereich und die freien Schilddrüsenhormone im Normbereich sind. Meist wird ein Thyroxin-Monopräparat gewählt. Eine Kombination mit Jod, wie dies in Deutschland empfohlen wird, ist in Österreich bei ausreichender Jodversorgung meist nicht erforderlich. Alternativ zum Thyroxin kann die Kombination von Trijodthyronin und Thyroxin verordnet werden. Bei richtiger Dosierung (euthyreote Stoffwechsellage) ruft eine Schilddrüsenhormontherapie keine Nebenwirkungen hervor. Bei zu hoher Dosierung entwickeln sich die Symptome einer Hyperthyreose (Hyperthyreosis factitia).

Chirurgische Therapie
Man unterscheidet zwischen absoluten und relativen Indikationen zur Operation.
- Absolute Operationsindikationen: Gesichertes Malignom bzw. Malignomverdacht, mechanische Beeinträchtigung (obere Einfluss-Stauung, höhergradige Trachealstenose).
- Relative Operationsindikationen: Größenzunahme eines Knotens unter Schilddrüsenhormon-Medikation, subjektive Beschwerdesymptomatik, die eindeutig durch die Struma zu erklären ist, dystopes Schilddrüsengewebe, mediastinale Struma.

Die spezifischen Risiken der Schilddrüsenchirurgie sind die Rekurrensparese (permanent oder passager) und der postoperative Hypoparathyreoidismus (permanent oder passager). Die Rate an permanenten Rekurrensparesen soll beim Ersteingriff in einem schilddrüsenchirurgischen Zentrum unter 1 % liegen. Ein permanenter Hypoparathyreoidismus kann meist nur nach Thyreoidektomie auftreten. Aufgrund der guten Ergebnisse der Nebenschilddrüsentransplantation soll auch hier die Hypoparathyreoidismus-Rate ebenfalls unter 1 % betragen. Postoperativ ist in den meisten Fällen eine lebensbegleitende Schilddrüsenhormonsubstitutionstherapie durchzuführen.

Radiojodtherapie
Besteht bei einer Knotenstruma eine funktionelle Autonomie mit einer subklinischen oder manifest hyperthyreoten Funktionslage, kann bei fehlenden Hinweisen auf zusätzlich bestehende Malignität oder mechanische Komplikationen eine Radiojodtherapie durchgeführt werden. Eine weitere Indikation zu einer höherdosierten Radiojodtherapie besteht bei der Kombination von fehlender Operationstauglichkeit und der Notwendigkeit einer Volumensreduktion bei einer euthyreoten Struma. Dabei kommt es meist zu einer Volumensreduktion von über 40 %.

Der „kalte" Knoten

Knoten, die in der Szintigraphie hypofunktionell („kalt") sind (Abb. 2.7, 5.4.f), müssen aufgrund der höheren Karzinomwahrscheinlichkeit besonders genau abgeklärt werden. Ziel der Diagnostik ist es, Malignome zu erkennen und einer adäquaten Operation zuzuführen. Weist der „kalte" Knoten zusätzlich ein echoarmes Schallmuster auf, erhöht sich abermals das Malignitätsrisiko. Bei Läsionen mit einem Durchmesser bis 5 mm ist meist eine sonographische Verlaufsuntersuchung in einem Jahr angezeigt. Bei Knoten mit einem Durchmesser zwischen 5 und 10 mm ist eine Kontrollsonographie nach 6 Monaten durchzuführen. Knoten ab etwa 1 cm Durchmesser sollten ergänzend mittels ultraschallgezielter Feinnadelpunktion und anschließender zytologischer Beurteilung abgeklärt werden. Je nach Untersuchungsergebnis wird ein operatives Vorgehen empfohlen, bzw. eine medikamentöse Therapie eingeleitet.

Funktionelle Autonomie

Einleitung
Bereits physiologisch kommen in jeder Schilddrüse eine gewisse Anzahl autonom schilddrüsenhormonproduzierender Zellen vor, die in ihrer Funktion nicht dem hypophysärthyreoidalen Regelkreis unterliegen. Daraus kann je nach Verteilung vermehrt wachsender Zellklone eine unifokale, multifokale oder disseminierte funktionelle Autonomie entstehen.

> Abhängig vom Ausmaß der autonom produzierten Schilddrüsenhormone besteht noch eine Euthyreose oder bereits eine subklinische oder manifeste Hyperthyreose. Bei funktioneller Autonomie beeinflusst auch die Menge der Jodzufuhr den Grad der Hyperthyreose. Bei vermehrter Jodzufuhr entwickelt sich eine Hyperthyreose früher und wird ausgeprägter sein.

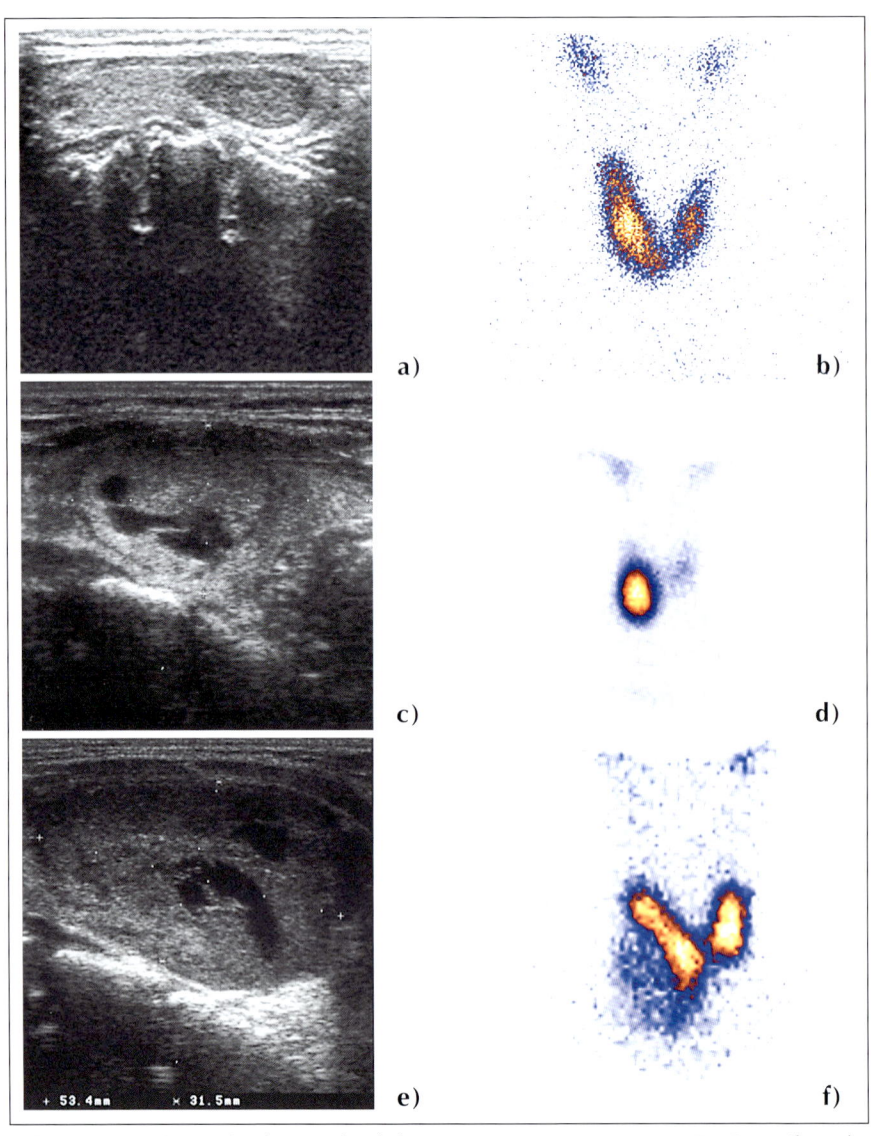

Abb. 5.4: Beispiele verschiedener Befunde bei Patienten mit Knotenstruma: Zur Beurteilung der Knoten sind sowohl die Sonographie als auch die Szintigraphie unerlässlich. Patient 1: Der rechts gelegene sonographisch echoarme, solide Knoten kommt szintigraphisch „warm" zur Ansicht **(a, b)**. Patient 2: Der sonographisch größtenteils echogleiche Knoten hat einen echoarmen Randsaum (Halo) und ist teilweise zystisch degeneriert. Szintigraphisch kommt er „heiß" zur Ansicht, im restlichen Schilddrüsenparenchym ist die Aktivitätsbelegung vermindert: Unifokale funktionelle Autonomie **(c, d)**. Patient 3: Der sonographisch fast den gesamten rechten Lappen einnehmende Knoten zeigt einzelne echoärmere Anteile und ist ebenfalls zystisch degeneriert. Er stellt sich szintigraphisch „kalt" dar **(e, f)**.

Klinik und Verlauf

Die Symptome sind je nach Ausprägung der Funktionsstörung sehr unterschiedlich; im höheren Lebensalter kommen mono- bis oligosymptomatische Verlaufsformen häufig vor. Typische Symptome speziell bei Autonomie: Bei älteren Patienten kann das Auftreten einer tachykarden Vorhofflimmerarrhythmie das erste Anzeichen einer hyperthyreoten Stoffwechsellage sein.

Labor

Je nach Menge des autonom produzierten Schilddrüsenhormons besteht eine euthyreote, subklinisch hyperthyreote oder manifest hyperthyreote Stoffwechsellage. Die Schilddrüsenantikörper können bei gleichzeitigem Vorliegen einer Immunthyreopathie positiv sein.

Bildgebende Verfahren

- Sonographie: Nachweis von einem oder mehreren Knoten; autonome Adenome zeigen oft ein echoarmes Schallmuster. Der Beweis einer regional vermehrten Hormonproduktion lässt sich jedoch nur mittels Szintigraphie führen. Die farbkodierte Dopplersonographie ist dazu nicht in der Lage!
- Szintigraphie: Die Szintigraphie ist das einzige Verfahren zum Beweis funktioneller Autonomien und daher zur Zuordnung sonographisch gefundener Herdbefunde unerlässlich. Eine Uptake-Messung ist vor allem bei Verlaufsuntersuchungen zur Dokumentation des Therapieerfolgs hilfreich.
- Feinnadelpunktion und Zytologie: Bei einer *Struma uninodosa* mit funktioneller Autonomie kann auf diese Untersuchung verzichtet werden.

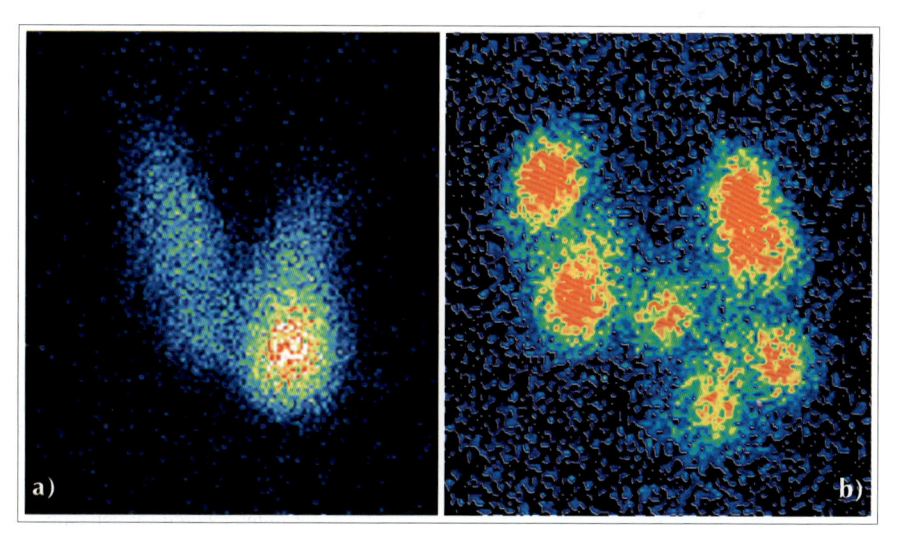

Abb. 5.5: Szintigraphische Befunde bei funktioneller Autonomie: **a:** Unifokale Autonomie; **b:** Multifokale Autonomie.

Differentialdiagnose

Die funktionelle Autonomie muss gegen die Immunhyperthyreose vom Typ Mb. Basedow abgegrenzt werden (Tab. 4.1, S. 29). Die Diagnose der disseminierten funktionellen Autonomie lässt sich nur im Ausschluss stellen. Weiters sind in seltenen Fällen die hyperthyreote Phase einer Thyreoiditis, eine Schwangerschaftshyperthyreose oder eine Hyperthyreosis factitia auszuschließen.

Therapie

Bei gesicherter Autonomie und euthyreoter Stoffwechsellage ist das Vermeiden von vermehrter Jodzufuhr die einzige notwendige Maßnahme. Regelmäßige Funktionskontrollen (in zumindest 6-monatigen Abständen) sind erforderlich. Bei Notwendigkeit einer Röntgenkontrastmittel-Applikation muss eine Prämedikation mit Perchlorat erfolgen (siehe Tab. 3.1, S. 24).

Bei manifest hyperthyreoter Stoffwechsellage ist eine Thyreostatika-Medikation bis zum Erreichen einer peripheren Euthyreose durchzuführen. Danach bzw. bei initial subklinisch hyperthyreoter Ausgangslage wird eine definitive Therapie (Operation oder Radiojodtherapie) durchgeführt. Eine Thyreostatika-Dauermedikation ist nur bei der Unmöglichkeit einer definitiven Therapie (alte Patienten, fehlende Operationstauglichkeit) angezeigt.

Bei großen Schilddrüsenvolumina, lokalen Komplikationen, multinodösen Strumen mit zusätzlich vorhandenen „kalten" Knoten, Malignitätsverdacht, thyreotoxischer Krise und Kontraindikationen zur Radiojodtherapie (Gravidität, Laktation) wird eine Strumaresektion durchgeführt. Bei unifokaler oder multifokaler funktioneller Autonomie ohne koexistente „kalte" Knoten und fehlenden Kontraindikationen wird eine Radiojodtherapie durchgeführt (siehe Seite 25).

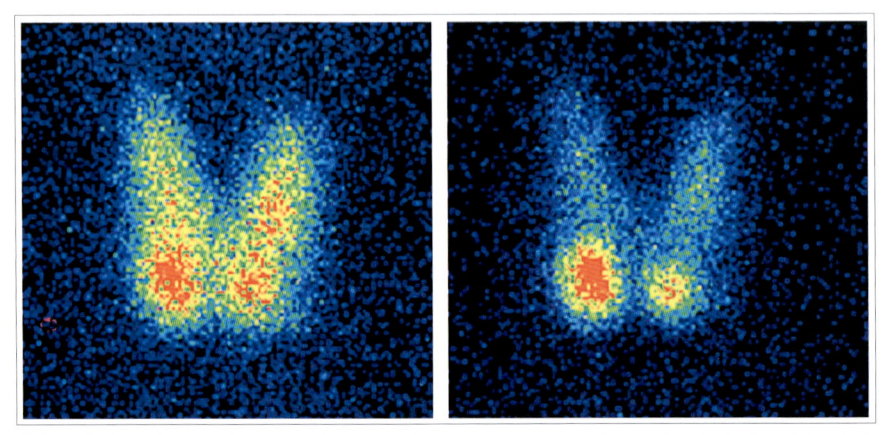

Abb. 5.6: Aus einer euthyreoten Struma nodosa mit „warmen" Knoten beidseits kaudal entwickelt sich 3 Jahre später eine multifokale Autonomie mit subklinisch hyperthyreoter Funktion.

Immunhyperthyreose vom Typ Morbus Basedow

Einleitung
Der Morbus Basedow ist eine Autoimmunerkrankung mit thyreoidalen und extrathyreoidalen Manifestationen. Eine Aktivierung der T-Zellen führt zur Bildung von Antikörpern, die den TSH-Rezeptor stimulieren. Diese zeigen auch eine Kreuzreaktivität mit anderen Geweben, was zur endokrinen Orbitopathie, zum prätibialen Myxödem und zur Akropachie führen kann. Neben genetischer Disposition begünstigen vor allem vermehrte psychische Belastung und Rauchen die Erkrankung.

Klinik und Verlauf
Meist plötzliches Auftreten des Vollbildes einer manifesten Hyperthyreose. Die Schilddrüse ist meist vergrößert. In den ersten Wochen oft morgendliche Lidschwellungen und diskretes Druckgefühl in den Augen, nur bei manchen Patienten Ausbildung einer höhergradigen endokrinen Orbitopathie. Andere Manifestationen sind selten.

Labor
Beim Arztbesuch meist schon manifeste Hyperthyreose. Erhöhte TSH-Rezeptor-Autoantikörper (TRAK) beweisen die Erkrankung (Sensitivität 95 %), in 60–80 % der Patienten TPO-Ak, in 20–40 % Tg-Ak erhöht.

Bildgebende Verfahren
- Sonographie: Typisches Muster: Schilddrüse meist vergrößert, aufgebläht, kugelig konfiguriert, das Parenchym durchzogen von echoarmen Infiltraten oder diffus echoarm. Dopplersonographisch ist die Durchblutung deutlich erhöht.
- Szintigraphie: Global deutlich erhöhte Radionuklidaufnahme. Uptake meist > 5 %.

Differentialdiagnose
Die häufigsten Differentialdiagnosen sind die funktionelle Autonomie und seltener die transiente Hyperthyreose bei Thyreoiditiden. Es müssen jedoch auch alle anderen Erkrankungen, die eine Hyperthyreose bedingen können, ausgeschlossen werden.

Therapie
Zum Überbrücken der zyklisch ablaufenden, die Schilddrüse stimulierenden, Immunprozesse ist anfangs eine Therapie mit Thyreostatika über 12–18 Monate angezeigt. Mit einer möglichst niedrig dosierten Monotherapie (z. B. in

der ersten Woche 40 mg, dann bis 20 mg Thiamazol/Tag) werden die Schilddrüsenhormone in den Normbereich gesenkt und das TSH im untersten Normbereich belassen. Anfangs sind Kontrollen der Schilddrüsenhormone alle 4 Wochen erforderlich, zur genauen Funktionsbeurteilung und Anpassung der niedrigst möglichen Dosis müssen stets neben dem TSH auch die Schilddrüsenhormone bestimmt werden. Initial ist eine ergänzende Betablockade zur Fre-

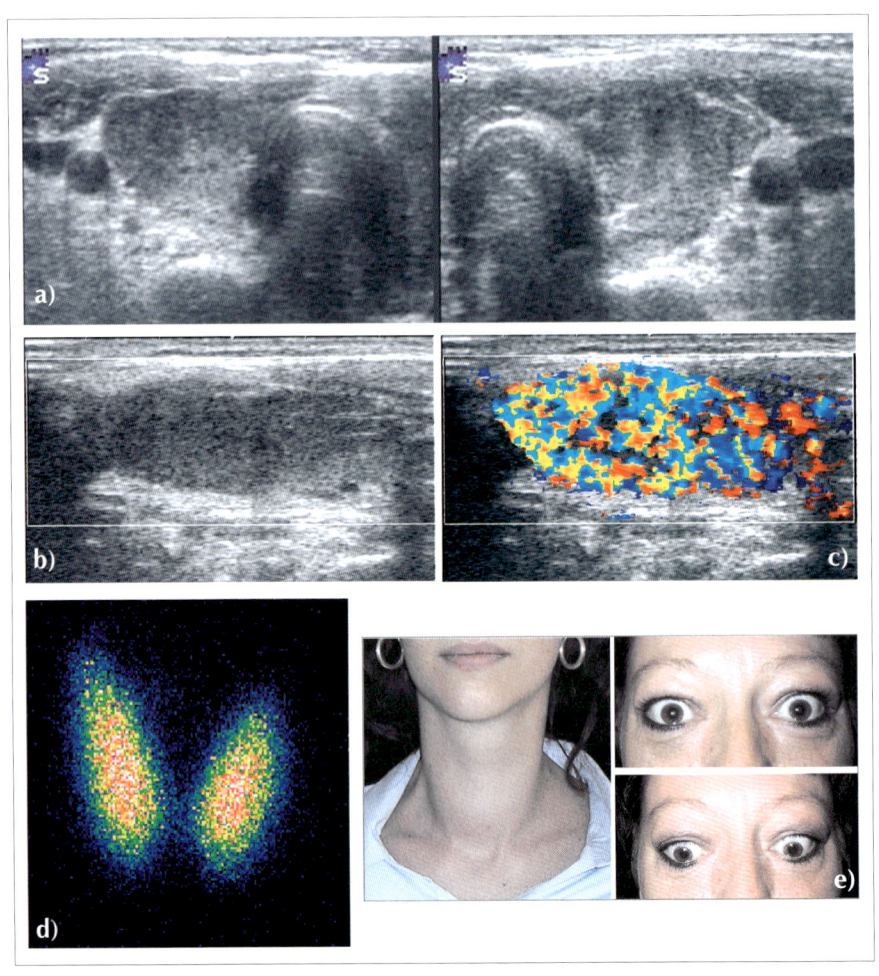

Abb. 5.7: Befunde bei Morbus Basedow: Sonographie (**a:** Querschnitt, **b:** Längsschnitt): Echoarmes Grundmuster, in einer vergrößerten, geschwollenen Schilddrüse. **c:** Längsschnitt in der Dopplersonographie: Der gesamte Lappen ist deutlich hyperperfundiert („thyroid storm"). **d:** Szintigraphie: Homogen gesteigerte Anreicherung in einer vergrößerten Schilddrüse. Relativ dazu keine Hintergrunddarstellung. **e:** Die Patientin zeigt eine Struma und eine endokrine Orbitopathie mit Lidschwellung und -retraktion, sichtbarer Sklera zwischen Iris und Oberlid sowie ein Zurückbleiben der Oberlider beim Blick nach unten.

quenznormalisierung sinnvoll. Nebenwirkungen: Siehe Kapitel 3 (Seite 23, 24). Es wird versucht, die thyreostatische Therapie langsam auszuschleichen. In den letzten Monaten ist meist nur mehr eine ganz geringe Dosierung des Thyreostatikums erforderlich und es ist möglich, von Thiamazol auf das weniger wirksame Propylthiouracil umzustellen. Ist eine Dosisreduktion nicht möglich oder kommt es zu einem Rezidiv, so ist an eine definitive Therapie (Radiojodtherapie unter Kortisonschutz oder totale Thyreoidektomie) zu denken. Die Patienten müssen Jod meiden, es ist Nikotinkarenz erforderlich.

Endokrine Orbitopathie

Einleitung
Die endokrine Orbitopathie ist eine autoimmun mediierte Entzündung des retrobulbären Gewebes der Augenhöhle, die meistens im Rahmen eines Morbus Basedow auftritt. Wichtigster Faktor für eine Zunahme der Entzündung ist eine schlechte Einstellung der Schilddrüsenfunktion vor allem bei Patienten mit hohem Zigarettenkonsum. Neben der Schilddrüsenfunktionsstörung sind besonders die sichtbaren Veränderungen im Bereich der Augen für den Patienten oft enorm belastend und erfordern eine multidisziplinäre Betreuung.

Klinik und Verlauf
Bei fast allen Patienten mit einer immunogenen Schilddrüsenüberfunktion finden sich Symptome wie trockene, aber auch tränende Augen, ein kratzendes Gefühl und vorrübergehende Reizzustände. Diese sind durch eine hormonell bedingte Veränderung des Tränenfilms zu erklären.
 Erste ernstzunehmende Symptome sind eine bleibende Schwellung der Lider, eine oft einseitig beginnende Erweiterung der Lidspalte und ein Bewegungsschmerz der Augen. In schweren Fällen kommt es zu Doppelbildern, einem Hervortreten der Augen und einer Sehverschlechterung.

Diagnose
Die Beurteilung der „entzündlichen Aktivität" der endokrinen Orbitopathie steht im Vordergrund. Diese wird durch den „Clinical Activity Score, CAS" (Tab. 5.2) erfasst und ist entscheidend für das weitere therapeutische Vorgehen. Ab einem Score von ≥ 4 besteht ein aktiver Entzündungszustand des retrobulbären Gewebes. Solche Patienten sollten an ein erfahrenes Zentrum überwiesen werden. Engmaschige Kontrollen sind erforderlich, bei Verschlechterung ist eine entzündungshemmende Therapie empfehlenswert.

Das Ausmaß der Erkrankung kann durch folgende Komponenten der Augensymptomatik beurteilt werden:
(1) entzündlich (Schwellung und Chemose der Lider, Bindehaut und der Karunkel)
(2) mechanisch (zunehmender Exophthalmus, Doppelbilder, Zunahme der Dicke der extraokulären Augenmuskeln)
(3) Komplikationen (Hornhautbeteiligung, Schädigung des Sehnerves)
Nur ein standardisiertes diagnostisches Stufenschema erlaubt die Verlaufsbeurteilung der Erkrankung (Tab. 5.3).

> Das erste klinische Zeichen einer endokrinen Orbitopathie ist oft eine Retraktion der Oberlider.

Ophthalmologische Therapie
Allgemeine Maßnahmen:
Lokale Beschwerden müssen durch befeuchtende Augentropfen, Gels und Salben gelindert werden. Lokale kortisonhältige oder abschwellende Augentropfen sind kontraindiziert.

Die Schilddrüsenfunktionsstörung muss beseitigt werden, denn allein dadurch kommt es bei einem Großteil der Patienten schon zu einem Rückgang der Augensymptomatik. Im Verlauf der Schilddrüsenbehandlung ist sowohl eine iatrogene Hypothyreose als auch eine zwischenzeitlich wiederauftretende Hyperthyreose zu vermeiden.

Bei Rauchern kommt es zu schwereren Verläufen und schlechterem Therapieansprechen. Eine Raucherentwöhnungstherapie ist empfehlenswert.

> Auf strikte Nikotinkarenz ist unbedingt zu achten

Spezielle stadienbezogene Therapie:
- Milde Entzündung (CAS 1–3): Symptomatische Maßnahmen meist ausreichend. Benetzende Augentropfen tagsüber, Augensalben/Gele in der Nacht. Schutz vor Wind/Sonne, getönte Brillengläser. Kontrolle in 2–4 Wochen.
- Aktiver Entzündungszustand (CAS ≥4): Bewirkt die Einstellung der Schilddrüsenfunktionsstörung keine deutliche Besserung, ist eine immunsuppressive Therapie indiziert. Etabliert und wirksam ist hier seit vielen Jahren eine Kortisontherapie. Dies kann oral, neuerdings aber vermehrt intravenös verabreicht werden, da es so zu einem deutlich besseren Ansprechen und zu geringeren Nebenwirkungen kommt (mögliches Therapieschema: Einmal wöchentlich 0,5 g Methylprednisolon i.v. über 6 Wochen, anschließend 0,25 g über weitere 6 Wochen). Sollte es in den ersten Wochen

Tabelle 5.2: Clinical Activity Score (CAS): Zehn Punkte beschreiben die Aktivität des Entzündungsprozesses. Ab einem Clinical Activity Score ≥ 4 besteht ein aktiver Entzündungszustand.

- Spontaner retrobulbärer Schmerz
- Schmerz bei Augenbewegungen
- Schwellung der Karunkel
- Konjunktivale Injektion
- Chemosis
- Lidrötung
- Lidödem
- Zunahme der Proptose um mehr als 2 mm in den letzten 3 Monaten
- Verschlechterung des Visus in den letzten 3 Monaten
- Abnahme der Bulbusmotilität um mehr als 8° in den letzten 3 Monaten

Tabelle 5.3: Stufendiagnostik bei endokriner Orbitopathie.

(1) Anamnese und körperliche Untersuchung
(2) Schilddrüsendiagnostik
(3) Ophthalmologische Untersuchung
(4) Bildgebende Verfahren
    Orbitasonographie
    MRT

zu keiner Verbesserung kommen, ist eine begleitende Strahlentherapie des retrobulbären Gewebes empfehlenswert.
- Bei schlechtem Ansprechen kann es zu einem Übergang in eine hochaktive, progrediente endokrine Orbitopathie mit Auswirkungen auf Sehnerv und Hornhaut kommen: Dies stellt einen akuten Notfall dar, der ausschließlich in Spezialzentren behandelt werden kann. In diesen Fällen ist eine intravenöse hochdosierte Kortison-Pulstherapie möglich. Sollte dies nicht rasch zu einer Verbesserung führen, empfiehlt sich eine chirurgische Dekompression der Orbita durch Eröffnung der Orbitawände.
- Im Gegensatz dazu sieht man viele Patienten mit einem inaktiven entzündungsfreien Zustand nach endokriner Orbitopathie: Auch nach Abklingen der Entzündung bleiben für den Patienten die hervorgetretenen Augen, die gestauten Gefäße der Bindehaut, ein durch Fibrose der extraokulären Augenmuskeln bedingtes Schielen, die Lidretraktion mit Lagophthalmus sehr belastend. Ziel ist es hier mit rehabilitativen Therapien einen für die Patienten erträglichen Zustand zu schaffen. Folgende weiterführenden Therapien stehen unter anderem zur Verfügung: Anpassung von Prismen, Schieloperation, Lidoperationen, chirurgische Reduktion des Exophthalmus, Akupunktur, Elektroakupunktur, psychologische Betreuung.

Thyreoiditis

Bezeichnung für verschiedenste Erkrankungen, die mit einer Entzündung der Schilddrüse einhergehen. Anfangs kommt es durch den Zellzerfall oft zu einer passageren Hyperthyreose, im Endstadium findet sich bei vielen Thyreoiditiden eine Schilddrüsenunterfunktion.

Autoimmun-Thyreoiditis
Chronische Immunthyreoiditis Hashimoto

Einleitung
Autoimmunerkrankung: Spezifische Antikörper gegen Schilddrüsenperoxidase (TPO) und Thyreoglobulin vermitteln und unterhalten eine zytotoxische Autoimmunreaktion, die eine meist schmerzlose progrediente Zerstörung der Follikel verursacht. Die hypertrophe Form geht mit einer durch die lymphoplasmazelluläre Infiltration bedingten Vergrößerung der Schilddrüse einher, bei der atrophischen Form kommt es zu fibrotischem Umbau. Bei beiden Formen führt die Funktionseinschränkung meist zu einer permanent therapiepflichtigen Hypothyreose. Gehäuft findet sich eine Assoziation mit anderen Autoimmunerkrankungen.

Klinik und Verlauf
Zu Beginn oft passagere hyperthyreote Phase (bedingt durch die Zelldestruktion, meist keine Klinik), infolge bildet sich meist langsam eine Hypothyreose aus (Abb. 5.8). Oft Globusgefühl.

> Typische Befunde der chronischen Immunthyreoiditis im Zeitverlauf:
> (1) Sonographisch echoarme, lymphoplasmozelluläre Infiltrate im Ultraschall
> (2) Positive Schilddrüsenantikörper (TPO-Ak, Tg-Ak)
> (3) Subklinische, später manifeste Hypothyreose

Labor
Bei mehr als 90 % der Patienten positive TPO-Ak, in 70–80 % der Fälle auch Tg-Ak erhöht. Je nach Untersuchungszeitpunkt Hyperthyreose, Euthyreose oder subklinische bzw. manifeste Hypothyreose.

Bildgebende Verfahren
- Sonographie: Das typische echoarme Grundmuster ist meist vor den positiven Antikörpertitern nachweisbar. Bei der hypertrophen Form ist die Schilddrüse oft aufgebläht und kugelig konfiguriert, bei der atrophischen Form das Schilddrüsenvolumen herabgesetzt.

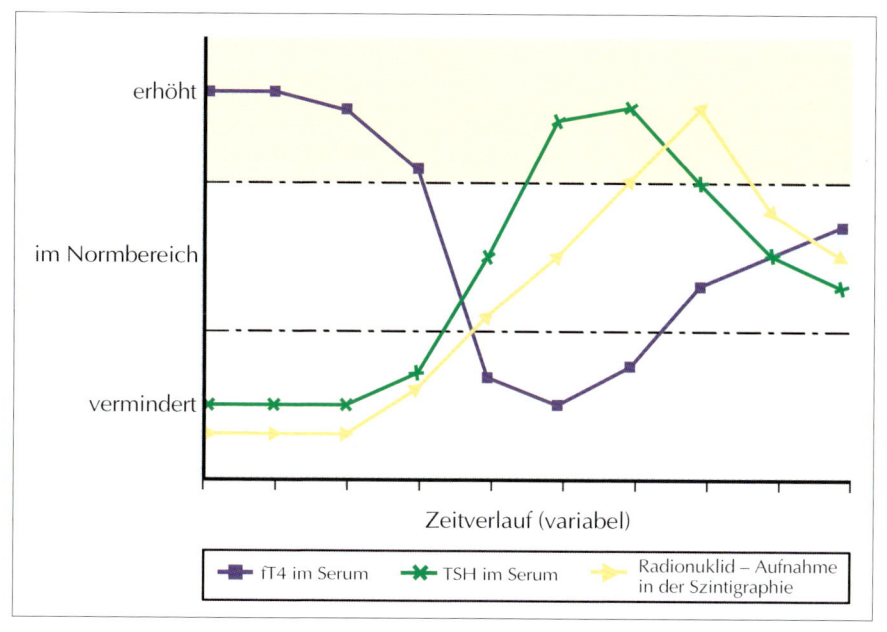

Abb. 5. 8: Die Schilddrüsenfunktion bei Thyreoiditis – typischer Zeitverlauf: Anfangs besteht eine durch Zellzerfall bedingte passagere Hyperthyreose. Nach einer euthyreoten Phase kommt es meist zu einer therapiepflichtigen Hypothyreose. Unter Behandlung stellt sich wieder eine Euthyreose ein. Zusätzlich dazu der szintigraphische Uptake im Zeitverlauf, der in der initialen Hyperthyreose zur differentialdiagnostischen Abgrenzung einer Immunhyperthyreose Typ Morbus Basedow wichtig ist.

- Szintigraphie: Uptake meist vermindert, oft fleckige Aktivitätsaufnahme, variable Bilder je nach Größe und Herdbefunden.

Differentialdiagnose
Initialstadium: Morbus Basedow (hier Szintigraphie zur Differentialdiagnose essentiell). Im fortgeschrittenen Stadium: Alle anderen Thyreoiditiden.

Therapie
Die initiale passagere Hyperthyreose erfordert meist keine Therapie, eventuell symptomatisch (Betablocker). Eine thyreostatische Therapie ist hier kontraindiziert. Über den Zeitpunkt des Substitutionsbeginns bei noch bestehender Euthyreose, bzw. über den TSH-Schwellenwert, ab dem eine Therapie erforderlich ist, bestehen kontroversielle Ansichten. Bei Hypothyreose Substitutionstherapie (siehe S. 23).

Insbesondere in den Anfangsstadien (bei noch bestehender Euthyreose) soll vermehrte Jodzufuhr vermieden werden. In dieser Phase ist auch ein Senken der Antikörpertiter durch Gabe von Selen möglich.

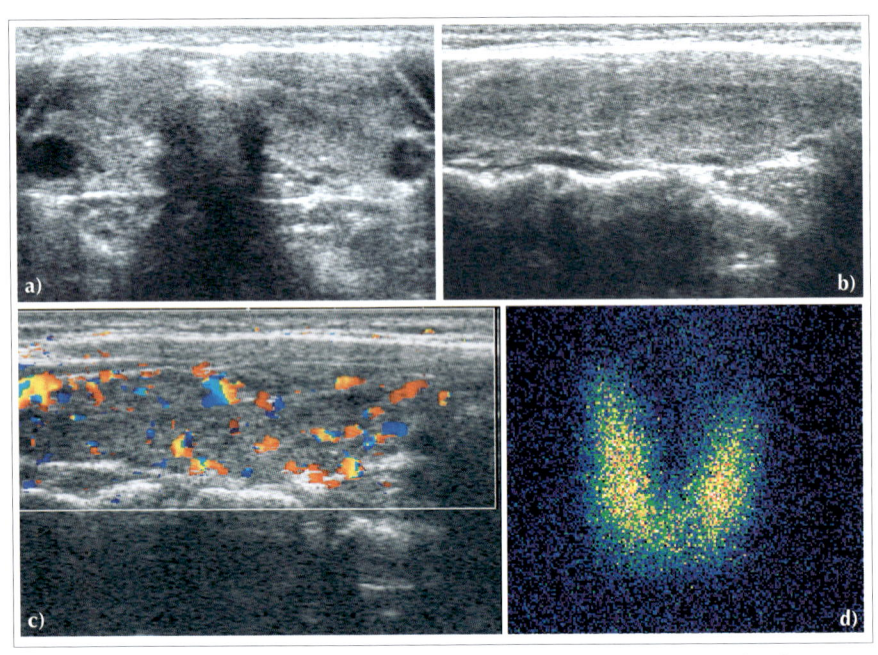

Abb. 5.9: Typischer Befund einer chronischen Immunthyreoiditis Hashimoto mit herabgesetzter Echostruktur. **a:** Querschnitt, **b:** Rechter Lappen, Längsschnitt, **c:** Rechter Lappen, Längsschnitt mit Darstellung einer verminderten Durchblutung in der Dopplersonographie. **d:** In der Szintigraphie zeigt sich bei dieser Patientin eine herabgesetzte ^{99m}Tc-Anreicherung in der Schilddrüse mit relativ hoher Hintergrundaktivität.

Postpartum-Thyreoiditis

Einleitung
Durch die Schwangerschaft wird bei der Mutter eine Autoimmunthyreoiditis induziert, die sich typischerweise in den ersten 6 Monaten nach der Geburt manifestiert.

Klinik und Verlauf
Manifestation meist als Hypothyreose, oft biphasischer Verlauf (die passagere Hyperthyreose kann Monate andauern). Meist heilt die Krankheit wieder aus, in 20–30 % bleibt jedoch eine permanent substitutionspflichtige Hypothyreose bestehen.

Labor; Bildgebende Verfahren; Differentialdiagnose
Wie bei chronischer Immunthyreoiditis.

Therapie
Hyperthyreote Phasen meist nicht behandlungspflichtig (eventuell Betablocker), die Hypothyreose ist substitutionspflichtig (Auslassversuch nach 12 Monaten).

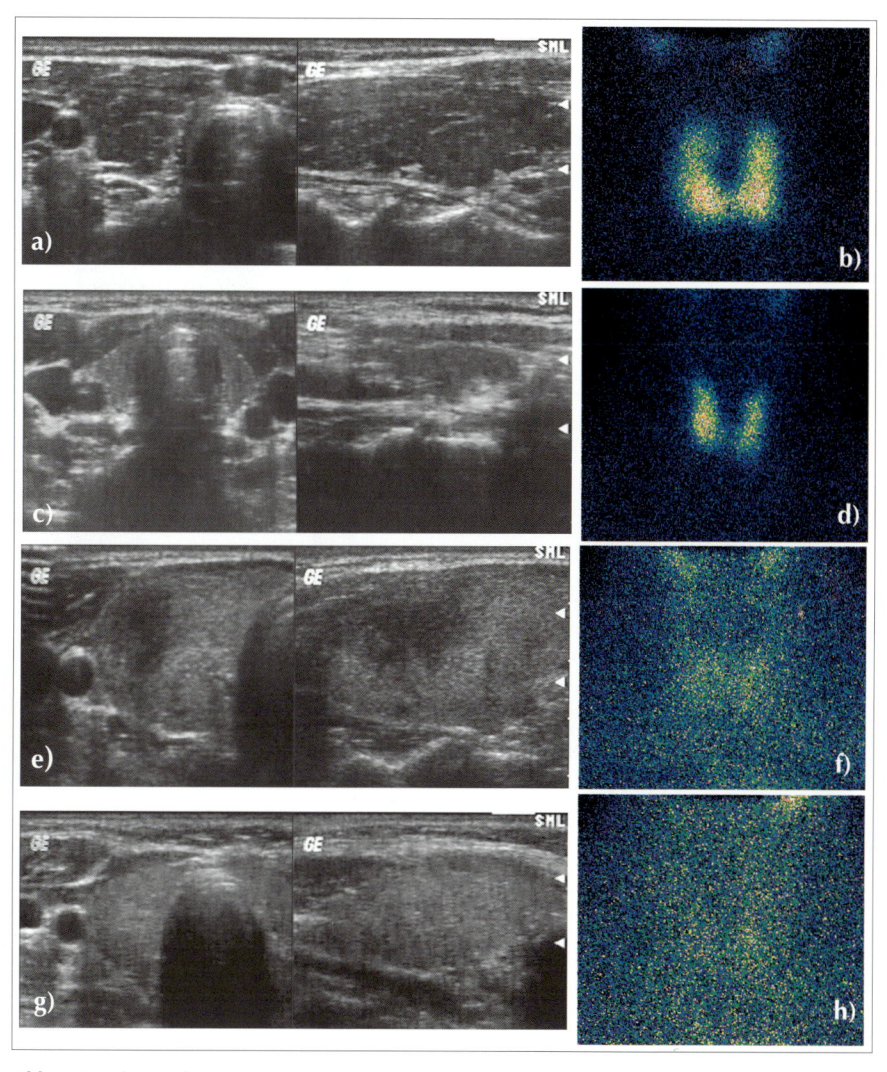

Abb. 5.10: Thyreoiditis: Vier verschiedene zugrundeliegende Erkrankungen, vier verschiedene typische Befundkonstellationen. Bei der hypertrophen Form der chronischen Immunthyreoiditis Hashimoto ist die Schilddrüse vergrößert und das gesamte Parenchym zeigt sonographisch eine herabgesetzte Echostruktur **(a)**. Im Szintigramm inhomogene, fleckige Aktivitätsaufnahme **(b)**. Bei der atrophischen Form der chronischen Immunthyreoiditis ist auch noch in fortgeschrittenen Stadien das typische echoarme Muster im Sonogramm erkennbar **(c)**. Im korrespondierenden Szintigraphiebild ebenfalls inhomogene Anreicherung in der Schilddrüse **(d)**. Im Gegensatz dazu ist bei der subakuten Thyreoiditis de Quervain die Echogrundstruktur des Schilddrüsenparenchyms regelrecht und mit unscharf und unregelmäßig begrenzten echoarmen Arealen durchsetzt **(e)**. Im Szintigramm typischerweise nahezu fehlende Aktivitätsaufnahme in der Schilddrüse **(f)**. Bei der Amiodaron-induzierten Thyreoiditis Typ 2 zeigt sich eine mäßig herabgesetzte Echostruktur **(g)** und im Szintigramm ebenfalls eine hochgradig verminderte Radionuklidaufnahme **(h)**.

Silent Thyreoiditis

Seltene passagere Autoimmunthyreoiditis, die von den anderen Thyreoiditiden abgegrenzt werden kann, mit einer Hyperthyreose einhergehen kann und nicht therapiepflichtig ist.

Nicht-autoimmune Thyreoiditis

Akute Thyreoiditis

Extrem seltene akute eitrige Entzündung, die durch einen bakteriellen Herd verursacht wird und mit massiv herabgesetztem Allgemeinzustand sowie deutlichen lokalen Entzündungszeichen einhergeht. Eine Feinnadelpunktion ist zur weiteren Charakterisierung des Keimes und zur differentialdiagnostischen Abklärung (sehr schnell wachsendes Malignom, Einblutung, subakute Thyreoiditis de Quervain) erforderlich.

Subakute Thyreoiditis de Quervain

Einleitung
Tritt nach einer Virusinfektion auf und ist im Herbst und Frühjahr saisonal gehäuft.

Klinik und Verlauf
Variabler klinischer Verlauf, meist jedoch ausgeprägtes Krankheitsgefühl mit grippeähnlichen Beschwerden und starkem Spontan- und Druckschmerz in der Schilddrüsenloge. Zu Erkrankungsbeginn können zusätzlich Symptome der durch den Zellzerfall bedingten passageren Hyperthyreose auftreten.

Labor
Hochgradig erhöhte BSG (> 50 mm in der ersten Stunde), Erhöhung des CRP. In der Initialphase meist Hyperthyreose, nur selten Antikörper.

Bildgebende Verfahren
- Sonographie: Inmitten des regulären Schilddrüsenparenchyms finden sich einzelne umschriebene landkartenartig konfigurierte echoarme Läsionen.
- Szintigraphie: Typischerweise ist die Traceraufnahme in den betroffenen Arealen hochgradig vermindert.
- Feinnadelpunktion: Selten zur Diagnosestellung erforderlich; Bild einer granulomatösen Entzündung.

Therapie
Die passagere Hyperthyreose wird nur symptomatisch behandelt (Betablocker); bei Hypothyreose Substitution.
- Leichter Verlauf: Nicht-steroidale Antirheumatika (z. B. Diclofenac 50–150 mg/Tag)
- Schwerer Verlauf: Initiale Tagesdosis 0,5–1 mg Prednisolon pro kg KG; langsame Dosisreduktion über Wochen bis zur Schwellendosis, bei der der Patient beschwerdefrei ist. Meist kommt es nach wenigen Wochen zu völliger Beschwerdefreiheit, die Behandlung muss allerdings über mindestens 6 Wochen durchgeführt werden, da sonst die Rezidivhäufigkeit steigt (evtl. zusätzlich Magenschutztherapie).

<u>Strahlenthyreoiditis</u>

Bei externer Bestrahlung des Halses kann ebenso wie bei Radiojodtherapie eine Strahlenthyreoiditis auftreten, die antiphlogistisch behandelt wird und in der Regel folgenlos ausheilt.

<u>Invasiv-sklerosierende Thyreoiditis (eisenharte Struma Riedl)</u>

Bei dieser ausgesprochen seltenen Erkrankung kommt es zu einer fibrosierenden Proliferation, die das Schilddrüsengewebe komplett zerstört und in die Halsweichteile infiltriert. Eine Feinnadelpunktion ist zum Ausschluss eines Malignoms erforderlich. Meist wird die Diagnose erst postoperativ nach histologischer Aufarbeitung gestellt.

<u>Spezifische Thyreoiditiden</u>

Sehr selten sind Erreger wie Pneumozystis carinii, Zytomegalie, Mycobakterien, Treponemen oder eine Sarkoidose die Ursache einer Thyreoiditis.

Medikamentös bedingte Thyreoiditis

<u>Amiodaron-induzierte Thyreoiditis</u>

Einleitung
Amiodaron besteht zu 37 % aus Jod und kann zu einer Thyreoiditis führen. Prinzipiell werden zwei Formen unterschieden: Bei der Amiodaron-induzierten Thyreoiditis Typ 1 führt die hohe Jodbelastung zu einer Jod-induzierten Hyperthyreose mit gesteigerter Hormonproduktion. Die Patienten haben eine bereits vorgeschädigte Schilddrüse. Bei der Amiodaron-induzierten Thyreoi-

ditis Typ 2 führt Amiodaron zu einer destruierenden Thyreoiditis; durch die Zelldestruktion kommt es zu vermehrter Freisetzung von Schilddrüsenhormon (vergleichbar der passageren Hyperthyreose bei chronischer Immunthyreoiditis) und es kann infolge zu einer Hypothyreose kommen. Mischformen sind häufig.

Klinik und Verlauf
Typ 1 zeigt die klassischen Symptome einer Hyperthyreose. Der Typ 2 verläuft klinisch oft stumm, die passagere Hyperthyreose kann in Einzelfällen jedoch sehr ausgeprägt sein.

Labor
Der wichtigste Parameter zur Beurteilung der Schilddrüsenfunktion unter Amiodarontherapie ist neben der Klinik das freie bzw. totale T3. Übliche Konstellation unter Amiodaron-Therapie: Bedingt durch den hohen Jodanteil führt Amiodaron fast immer zu Veränderungen der Schilddrüsenfunktionsparameter: Es kommt zu einem Anstieg des fT_4- und zu einem Absinken des fT_3-Wertes. Der basale TSH-Wert ist initial erhöht und normalisiert sich später wieder bzw. fällt weiter ab. Bei fehlender Klinik ist diese Konstellation nicht behandlungspflichtig und darf nicht mit einer Hyperthyreose verwechselt werden.

Differentialdiagnose
Die differentialdiagnostische Abklärung zwischen Typ 1 und Typ 2 ist in Tabelle 5.4 aufgelistet und wichtig, da die beiden Formen eine völlig unterschiedliche Behandlung erfordern. In der Szintigraphie ist der Uptake beim

Tabelle 5.4: Unterschiede zwischen den beiden Formen der Amiodaron-induzierten Thyreoiditis

	Typ 1 Thyreotoxikose	Typ 2 Thyreotoxikose	Typ 2 Hypothyreose
Pathogenese	gesteigerte Hormonsynthese u. gesteigerte Freisetzung	nur gesteigerte Freisetzung	Zustand nach Gewebsdestruktion
Szintigraphie	Uptake erhöht/normal	Uptake vermindert	Uptake vermindert
Farbdoppler	gesteigerter Blutfluss	Blutfluss normal	variabel
Therapie	Amiodaron muss abgesetzt werden; hochdosiert Thyreostatika, Perchlorat	Glukokortikoide	Levothyroxin

Typ 1 normal bzw. erhöht, während Typ 2 (typischerweise wie bei Thyreoiditis mit Zelldestruktion) eine verminderte Traceraufnahme zeigt.

Therapie
Beim Typ 1 muss Amiodaron abgesetzt werden und sofort hochdosiert eine thyreostatische Therapie eingeleitet werden. Zusätzlich wird Perchlorat (4 x 250 mg über 8 Wochen) gegeben; durch die lange biologische Halbwertszeit von Amiodaron kann es Monate dauern, bis ein Therapieerfolg sichtbar ist. In vielen Fällen ist eine Thyreoidektomie erforderlich.

Beim Typ 2 kann meist mit der Beendigung einer Amiodaron-Therapie zugewartet werden und eine Therapie mit Glukokortikoiden eingeleitet werden. Wenn sich eine Hypothyreose ausbildet, wird diese mit Levothyroxin behandelt.

Interferon-induzierte Thyreoiditis

Interferon scheint ein exogener Faktor zu sein, der bei genetischer Prädisposition die Ausbildung einer Immunthyreoiditis begünstigt.

Bösartige Erkrankungen der Schilddrüse

Einleitung

Schilddrüsenkarzinome treten selten auf. Ungefähr 95 % dieser Malignome sind primäre Karzinome. Weiters können Metastasen anderer Primärtumore (Nierenzellenkarzinom, Mammakarzinom, Bronchuskarzinom) und nichtepitheliale Tumore auftreten. Die differenzierten Schilddrüsenkarzinome gehen von den Thyreozyten aus und werden in das follikuläre und papilläre Karzinom unterteilt. Seltener tritt das medulläre Karzinom auf, das von den C-Zellen ausgeht. Das niedrig differenzierte Karzinom liegt in der Prognose zwischen dem differenzierten und dem undifferenzierten (anaplastischen) Karzinom, das sehr selten ist und eine äußerst schlechte Prognose hat. Tabelle 5.5 listet die verschiedenen histologischen Subtypen auf.

Obwohl die Inzidenz der Schilddrüsenkarzinome zunehmend ist, nimmt die Mortalität in den letzten Jahrzehnten deutlich ab. 0,8 % aller Krebssterbefälle entfallen in Österreich auf das Schilddrüsenkarzinom. Eine familiäre Häufung kommt nur im Rahmen des familiären medullären Schilddrüsenkarzinoms vor, das auch als Teil einer multiplen endokrinen Neoplasie (MEN 2a oder MEN 2b) auftreten kann. Nach Strahlenexposition (Reaktorunfälle, externe Radiatio der Halsregion) tritt das papilläre Schilddrüsenkarzinom

Tabelle 5.5: Histologische Subtypen des Schilddrüsenkarzinoms

Follikuläres Schilddrüsenkarzinom
- Minimal invasiv
- Grob invasiv
- Oxyphile Variante

Papilläres Schilddrüsenkarzinom
- Papilläres Mikrokarzinom
- Papilläres Karzinom, nicht weiter klassifiziert
- Sonderformen:
  - follikuläre Variante
  - oxyphile Variante
  - großzellig (tall cell)
  - säulenzellig (columnar cell)
  - diffus sklerosierend
  - enkapsuliert
  - zystisch
  - solid

Niedrig differenziertes (insuläres) Schilddrüsenkarzinom
- Niedrig differenzierte insuläre Anteile in papillären und follikulären Karzinomen; der insuläre Anteil bestimmt die Prognose

Undifferenziertes (anaplastisches) Schilddrüsenkarzinom
- Der undifferenzierte Anteil bestimmt die Prognose

Medulläres Schilddrüsenkarzinom
- Sporadische Form
- Familiäre Form (FMTC, MEN II a, b)

Seltene Tumore
- Lymphom, Sarkom, Plattenepithelkarzinom, squamöses und mukoepidermoides Karzinom, Teratom

Metastasen
Primärtumor meist Mamma, Niere, Lunge

---

häufiger auf. Die kindliche Schilddrüse ist besonders gefährdet. Bei unter 18-Jährigen ist das Risiko etwa doppelt so hoch wie bei Erwachsenen.

Die Stadieneinteilung erfolgt nach dem TNM-Schema (6. Auflage, 2002), die Ergänzungen der 3. Auflage des TNM-Supplementes (2003) müssen berücksichtigt werden (Tab. 5.6).

Klinik und Verlauf
Eine lokale Beschwerdesymptomatik ist selten, da die meisten Schilddrüsenkarzinome in den niedrigeren Tumorstadien T1 oder T2 diagnostiziert werden. Globusgefühl, Heiserkeit, eine obere Einfluss-Stauung oder eine Horner'sche Trias treten erst in höheren Tumorstadien auf.

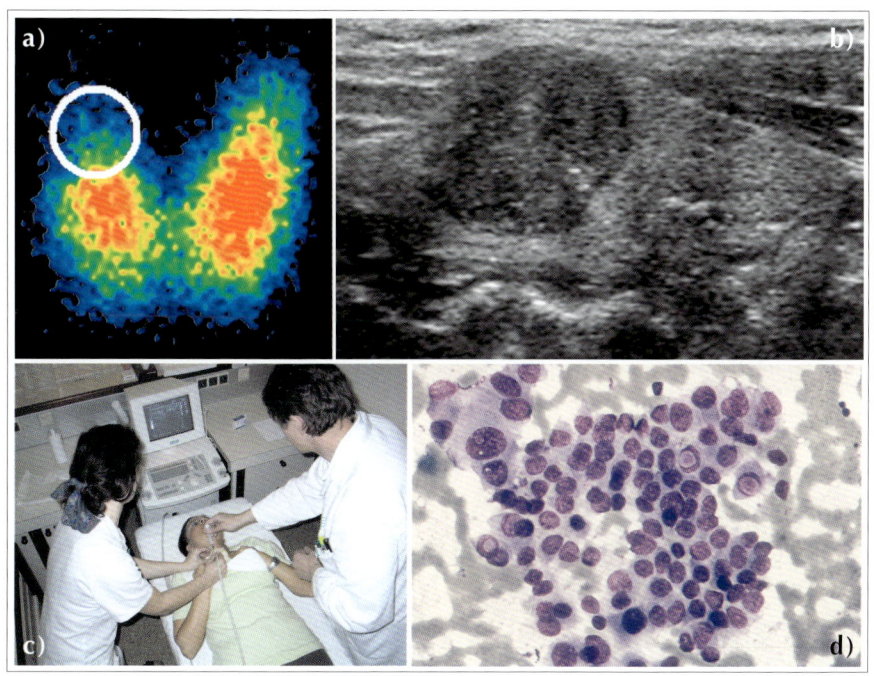

Abb. 5.11: Karzinom. **a:** Szintigraphie mit ^{99m}Tc: Hypofunktioneller Knoten im Bereich des rechten kranialen Schilddrüsenpols. **b:** Sonographie: Echoarmer Knoten in der kranialen Lappenhälfte (Längsschnitt). **c:** Ultraschallgezielte Feinnadelpunktion. **d:** Zytologie: Papilläre kerndichte Zellgruppen mit Kerneinschlüssen (papilläres Karzinom).

Kleine Knoten sind meist schlecht oder überhaupt nicht palpabel. (Rasches) Wachstum, womöglich unter Thyroxintherapie, das Auftreten von Lymphknotenschwellungen im Halsbereich, derbe bzw. schlecht verschiebliche Knoten können Hinweise auf ein Schilddrüsenkarzinom sein. Ein deutliches Wachstum innerhalb von Wochen ist verdächtig auf ein undifferenziertes Karzinom.

Labor
Zum Zeitpunkt der Diagnosestellung meist euthyreote Stoffwechsellage. Bei Verdacht auf eine Autoimmunthyreopathie muss zusätzlich die Bestimmung der Schilddrüsenantikörper und des Thyreotropinrezeptorantikörpers durchgeführt werden. Weiters sind im Anlassfall das Kalzitonin (medulläres Karzinom), das Serumkalzium und das Parathormon (Nebenschilddrüsenadenom/-karzinom) zu bestimmen.

> Beim differenzierten Schilddrüsenkarzinom sind fast immer alle Laborwerte im Normbereich.

Tab. 5.6: TNM-Klassifikationen 2002

TNM-Klassifikation 2002

T-Primärtumor
TX Primärtumor kann nicht beurteilt werden
T0 Kein Anhalt für Primärtumor
T1 Tumor 2 cm oder weniger in größter Ausdehnung, begrenzt auf die Schilddrüse
T1a Tumor bis 1 cm in größter Ausdehnung, begrenzt auf die Schilddrüse
T1b Tumor größer 1 cm bis 2 cm in größter Ausdehnung, begrenzt auf die Schilddrüse
T2 Tumor mehr als 2 cm, aber nicht mehr als 4 cm in größter Ausdehnung, begrenzt auf die Schilddrüse
T3a Tumor mehr als 4 cm in größter Ausdehnung, begrenzt auf die Schilddrüse
T3b Tumor jeder Größe mit minimaler Ausbreitung jenseits der Schilddrüse (z. B. M. sternothyreoideus oder in das perithyreoidale Weichteilgewebe)
T4a Tumor jeder Größe mit Ausbreitung jenseits der Schilddrüse und Infiltration einer der folgenden Strukturen: subkutanes Weichteilgewebe, Larynx, Trachea, Oesophagus, N. laryngeus recurrens
T4b Tumor jeder Größe mit Infiltration in die prävertebrale Faszie, mediastinale Gefäße oder die A. carotis
T4a (nur das anaplastische Karzinom betreffend) Tumor jeder Größe begrenzt auf die Schilddrüse
T4b (nur das anaplastische Karzinom betreffend) Tumor jeder Größe mit Ausbreitung jenseits der Schilddrüse

Unterteilung:
Multifokale Tumoren jeden histologischen Typs sollten (m) bezeichnet werden (der größte Tumorherd ist für die Klassifikation bestimmend).
Alle anaplastischen Karzinome werden als T4-Stadium bezeichnet.
Für T1,2,3 als Zusatz: (i) makroskopisch bekapselt, (ii) makroskopisch nicht bekapselt
R0 Der Tumor erreicht an keiner Stelle den Resektionsrand
R1 Mikroskopisch nachgewiesenes Überschreiten des Resektionsrandes durch den Tumor
R2 Makroskopisch sichtbares Überschreiten des Resektionsrandes durch den Tumor

N-regionäre Lymphknoten (zervikale und obere mediastinale Lymphknoten)
NX Regionäre Lymphknoten können nicht beurteilt werden
N0 Kein Anhalt für regionäre Lymphknotenmetastasen
N1 Regionäre Lymphknotenmetastasen
N1a Metastasen in praetrachealen und paratrachealen inklusive den praelaryngealen und Delphi-Lymphknoten
N1b Metastasen in anderen unilateralen, bilateralen oder kontralateralen zervikalen oder oberen mediastinalen Lymphknoten

M-Fernmetastasen
MX Fernmetastasen können nicht beurteilt werden
M0 Keine nachweisbaren Fernmetastasen
M1 Röntgenologisch, szintigraphisch oder histologisch nachgewiesene Fernmetastasen
pTNM: Auf dem histopathologischen Befund basierende Klassifikation
pN0 Selektive Neck-Dissektion und histologische Untersuchung von 1 oder mehr Lymphknoten ohne Nachweis einer Lymphknotenmetastasierung

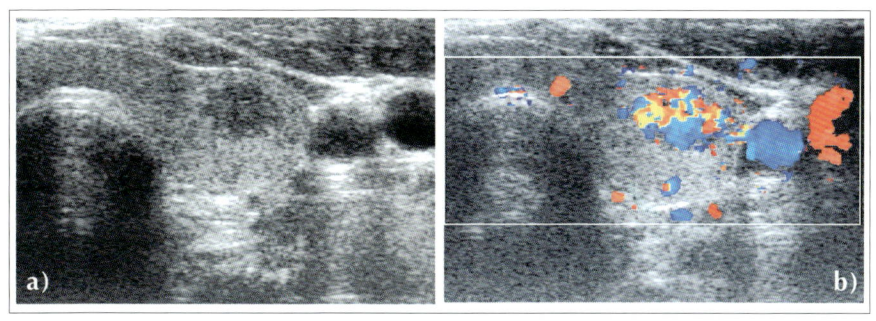

Abb. 5.12: Karzinom. **a:** Querschnitt durch den linken Schilddrüsenlappen. **b:** Der unscharf begrenzte echoarme Knoten zeigt dopplersonographisch eine deutlich gesteigerte Perfusion. Histologischer Befund: Medulläres Schilddrüsenkarzinom.

Bildgebende Verfahren

- Schilddrüsensonographie: Karzinome weisen überwiegend ein echoarmes oder echoinhomogenes Schallmuster auf. Echonormale oder echoreiche Knoten ergeben histologisch nur ganz selten ein Malignom (siehe Tabelle 5.1, S. 36). Die Farb-Doppler-Sonographie bringt in der Abklärung suspekter Knoten nur wenig Zusatzinformation. Bei Malignomverdacht sollte auch eine genaue sonographische Untersuchung der Halsweichteile zur Beurteilung des Lymphknotenstatus durchgeführt werden.
- Schilddrüsenszintigraphie: Die Mehrzahl aller Schilddrüsenkarzinome sind hypofunktionelle („kalte") Knoten. Karzinome in „heißen" Knoten sind sehr selten. Meist können Knoten erst ab einem Durchmesser von mehr als 1 cm dargestellt werden.
- Feinnadelpunktion und Zytologie: Das papilläre Karzinom zeigt typische zytologische Merkmale und ist meist mit relativ hoher Zuverlässigkeit zu erkennen. Bei der follikulären Neoplasie kann zytologisch eine Entscheidung zwischen follikulärem Adenom und follikulärem Karzinom nicht getroffen werden. Auch bei der onkozytären Neoplasie ist eine sichere Dignitätsbeurteilung zytologisch nicht möglich. Beim medullären Karzinom kann in ca. der Hälfte der Fälle eine zuverlässige zytologische Diagnose gestellt werden. Hier ist vor allem die Kalzitoninbestimmung im Serum hilfreich. Das undifferenzierte Karzinom ist in der Regel leicht zu diagnostizieren.
- Weitere bildgebende Verfahren: Bei Verdacht auf retrosternale Strumaanteile ist eine Jod-Szintigraphie durchzuführen. Thoraxröntgen, Computertomographie ohne Röntgenkontrastmittel oder eine Kernspintomographie bringen weitere wichtige präoperative Informationen. Ein Röntgen der Halsweichteile und ein Ösophagusbreischluckröntgen lassen eine Aussage über Veränderungen der Trachea oder des Ösophagus treffen.

Weitere Diagnostik: Lungenfunktion (funktionelle Trachealstenose?), HNO-Befund (präoperative Rekurrensparese?)

Differentialdiagnose
Die wichtigste Differentialdiagnose ist die Abgrenzung zu benignen Schilddrüsenknoten. Selten müssen Halszysten, Lipome oder Atherome abgegrenzt werden.

Therapie
Die primäre Behandlung des Schilddrüsenkarzinoms besteht immer in der adäquaten chirurgischen Resektion. In einem chirurgischen Zentrum wird die Rate an permanenten Rekurrensparesen und therapiebedürftigem Hypoparathyreoidismus sehr niedrig (unter 1 %) gehalten. Anschließend muss in den meisten Fällen eine Radiojodelimination durchgeführt werden. Bei bestimmten Befundkonstellationen ist zusätzlich eine externe Radiatio angezeigt.

Bei Malignitätsverdacht wird eine Hemithyreoidektomie der suspekten Seite mit Schnellschnittdiagnostik und gleichzeitiger (prophylaktischer) zentraler Halsdissektion durchgeführt. Das weitere Vorgehen richtet sich nach dem Ergebnis der Schnellschnittdiagnostik.

Bei gesicherter Malignität wird eine totale Thyreoidektomie und eine zentrale Halsdissektion durchgeführt. Bei positivem Lymphknotenbefund wird auf der betroffenen Seite eine funktionelle Halsdissektion angeschlossen. Bei negativer Schnellschnittdiagnostik und positiver endgültiger Histologie soll die komplettierende totale Thyreoidektomie zum frühestmöglichen Zeitpunkt (innerhalb von 4–10 Tagen nach dem Ersteingriff) durchgeführt werden. Ansonsten muss der Sekundäreingriff um 6 Wochen bis 3 Monate verschoben werden.

Beim zufällig entdeckten unifokalen papillären Karzinom mit einem Durchmesser von maximal 10 mm und fehlenden Hinweisen auf eine Lymphknotenmetastasierung kann auf eine komplettierende Thyreoidektomie und Lymphadenektomie verzichtet werden. Bei Tumoren mit Gewebsinfiltration sind erweiterte Eingriffe zum Erreichen maximaler Radikalität, abhängig vom histologischen Typ, Alter und Zustand des Patienten, zu erwägen.

Bei lokoregionären Rezidiven ist eine radikale Entfernung anzustreben und auch meist möglich.

Beim papillären und follikulären Karzinom wird nach der adäquaten chirurgischen Intervention eine Radiojod-Elimination durchgeführt. Dazu ist eine Hypothyreose mit TSH-Werten von mindestens 30 mU/l erforderlich. Im Zeitraum zwischen Thyreoidektomie und Radiojodtherapie darf kein Schilddrüsenhormonpräparat eingenommen werden. Weiters muss der Patient darauf achten, sich möglichst jodarm zu ernähren und jodhältige Röntgenkontrastmittel und Desinfektionsmittel zu meiden.

Zwischen Thyreoidektomie und Radiojodelimination darf kein Schilddrüsenhormon eingenommen werden. Jodkarenz erforderlich!

Alternativ zur endogenen Hypothyreose kann der zur Radiojodtherapie erforderliche TSH-Spiegel auch durch intramuskuläre Injektion von rekombinantem humanen TSH erzielt werden. Auf eine Jodkarenz ist auch in diesem Fall zu achten.

Meist wird eine Aktivität zwischen 3,0 und 3,7 GBq (80–100 mCi) ^{131}Jod verabreicht, um fakultativ noch vorhandene maligne Tumorzellen und makroskopisch nicht fassbare benigne Schilddrüsenreste zu eliminieren. Damit soll ein nicht messbar niedriger Thyreoglobulinspiegel erreicht werden. Im posttherapeutisch durchgeführten ^{131}Jod-Ganzkörperszintigramm kann eine Aussage über eventuell vorhandene jodspeichernde Metastasen getroffen werden.

Jodspeichernde Lokalrezidive oder Metastasen werden meist mit höheren Joddosen behandelt.

Zur Durchführung von hochdosierten Radiojodtherapien sind eigens dafür eingerichtete Abteilungen vorhanden. Beim unifokalen papillären Karzinom mit einem maximalen Durchmesser von 10 mm, beim undifferenzierten und medullären Karzinom, sowie bei intrathyreoidalen Metastasen anderer Karzinome ist eine Radiojodtherapie nicht indiziert.

Die perkutane Strahlentherapie ist beim undifferenzierten Karzinom unbedingt erforderlich. Bei R1- oder R2-Resektion eines differenzierten Karzinoms, fehlender Jodaufnahme und Unmöglichkeit einer Reoperation wird ebenfalls eine externe Radiatio durchgeführt.

Eventuell empfiehlt sich eine adjuvante perkutane Strahlentherapie beim organüberschreitenden differenzierten Schilddrüsenkarzinom und bestehender Lymphknotenmetastasierung.

Hormontherapie nach differenziertem Schilddrüsenkarzinom:
TSH-Wert je nach Risikogruppe < 0,1 mU/l oder zwischen 0,5 und 1 mU/l

---

Postoperativ wird, abhängig vom histologischen Ausgangsbefund, eine Risikostratifizierung durchgeführt (Tabelle 5.7). Eine Schilddrüsenhormontherapie muss lebenslang verabreicht werden. Der TSH-Zielbereich richtet sich nach der Risikogruppe. In der very low risk Gruppe ist die Thyroxindosis so zu wählen, dass der TSH-Wert zwischen 0,5 und 1 mU/l liegt. In der Low-Risk-Gruppe ist anfänglich eine TSH-Suppression erforderlich. Bei gesicherter Rezidivfreiheit (negatives diagnostisches Jod Ganzkörperszintigramm und nicht messbar niedriger Thyreoglobulinspiegel) wird die Thyroxindosis verringert, um einen TSH-Wert zwischen 0,5 und 1 mU/l zu erreichen. In der High-Risk-Gruppe ist eine TSH-supressive Therapie zumindest über Jahre durchzuführen. Beim undifferenzierten und medullären Karzinom ist eine Substitutionstherapie ausreichend (TSH- und Schilddrüsenhormonspiegel im Normbereich).

Tabelle 5.7: Risikostratifizierung beim differenzierten Schilddrüsenkarzinom

very low risk	unifokales papilläres Mikrokarzinom (T1a, Tumorausdehnung ≤ 1 cm, auf die Schilddrüse beschränkt, kein Hinweis auf Lymphknotenmetastasierung)
low risk	Tumorausdehnung > 1–2 cm (T1b) ohne Hinweise auf Lymphknoten- oder Fernmetastasen (N0M0) oder T2N0M0 oder multifokal T1N0M0 oder unifokales papilläres Mikrokarzinom mit Mikrometastasen der paratrachealen Lymphknoten (T1aN1a)
high risk	T3 und T4 oder alle T, N1 oder jedes M1 (Ausnahme T1a,N1a)

Nachsorge

Ziel der Nachsorge ist es, die Schilddrüsenhormontherapie zu kontrollieren und allfällige Rezidive frühzeitig zu erkennen.

Differenziertes Schilddrüsenkarzinom

Regelmäßige Thyreoglobulinbestimmung (Tumormarker), Schilddrüsenhormon- und TSH-Kontrolle

Drei Monate nach der Radiojodelimination werden eine Schilddrüsenfunktionsbestimmung zur Überprüfung der Schilddrüsenhormontherapie, eine Thyreoglobulinspiegelbestimmung und eine Sonographie des Schilddrüsenbettes und der Halsweichteile durchgeführt. Sechs Monate nach der Radiojodelimination sowie bei Verdacht auf ein Rezidiv sollte die ^{131}Jod-Ganzkörperszintigraphie routinemäßig durchgeführt werden. Um eine adäquate Aussagekraft zu erreichen, sind für die Durchführung eines ^{131}Jod-Ganzkörperszintigramms TSH-Spiegel von mindestens 30 mU/l erforderlich. Diese werden entweder durch 3–4-wöchiges Absetzen der Schilddrüsenhormonmedikation oder durch intramuskuläre Injektion von je 0,9 mg rekombinantem humanem TSH an zwei aufeinander folgenden Tagen erreicht.

Nach exogener TSH-Stimulation kommt es im Gegensatz zum Absetzen der Schilddrüsenhormone nicht zum Auftreten einer Hypothyreose. Somit fehlen auch die Nebenwirkungen und Beschwerden der Schilddrüsenunterfunktion. Bei vorbestehenden Erkrankungen (Herzinsuffizienz, arterielle Hypertonie, endokrine und psychiatrische Erkrankungen) kann es somit zu keiner hypothyreosebedingten Verschlechterung kommen. Auch die Aussagekraft des Tumormarkers Thyreoglobulin ist bei hohen TSH-Werten deutlich besser als unter TSH-suppressiven Bedingungen.

Die Nachsorgeuntersuchungen sollten im ersten Jahr nach der Radiojodelimination alle 3 Monate und in den weiteren Jahren alle 6 Monate durchgeführt werden. Nach 5 Jahren sind jährliche Kontrollen ausreichend. Bei Anstieg des Thyreoglobulinspiegels, suspekten Läsionen im Ultraschall im Bereich der Halsweichteile, des Schilddrüsenbettes bzw. anderen Hinweisen auf ein Rezidiv muss eine weitere Diagnostik angeschlossen werden. Dazu eignen sich bei oberflächlichen Läsionen die Feinnadelpunktion, nuklearmedizinische Untersuchungsmethoden oder andere bildgebende Verfahren.

Je nach Befund muss eine chirurgische, nuklearmedizinische oder strahlentherapeutische Behandlung durchgeführt werden. Eventuell sind auch weitere, zur Zeit noch in Erprobung befindliche Therapieverfahren sinnvoll.

Medulläres Schilddrüsenkarzinom

Beim medullären Schilddrüsenkarzinom sind die Tumormarker das Kalzitonin und das CEA. Ist das Kalzitonin 2 Monate postoperativ nicht mehr nachweisbar, muss ein Pentagastrin-Stimulationstest durchgeführt werden. Ergibt der Test bei zwei aufeinander folgenden Nachsorgeuntersuchungen ein negatives Ergebnis, kann von einer Rezidivfreiheit ausgegangen werden. Gleich wie beim differenzierten Schilddrüsenkarzinom müssen zusätzlich regelmäßig Schilddrüsenhormon- und TSH-Bestimmungen sowie eine Sonographie des Schilddrüsenbettes und der Halsweichteile durchgeführt werden. Der Kalzitonin-Spiegel bleibt trotz radikaler chirurgischer Vorgangsweise bei einem Teil der Patienten postoperativ nachweisbar. Ein Rest- oder Rezidivtumor muss mit bildgebenden Verfahren lokalisiert werden. Dies ist jedoch meist erst bei deutlich erhöhten Kalzitoninwerten möglich.

Zum Beweis oder Ausschluss einer familiären Form des medullären Schilddrüsenkarzinoms muss bei jedem Patienten einmalig eine molekulargenetische Untersuchung durchgeführt werden. Bei Nachweis einer Punktmutation im Bereich der extrazellulären Domäne des RET-Protoonkogens muss auf das Vorliegen einer multiplen endokrinen Neoplasie (MEN2a oder MEN2b) geachtet werden. Zusätzlich muss ein Familienscreening durchgeführt werden.

Kapitel 6: Die Schilddrüse in besonderen Lebensabschnitten

Schwangerschaft und Stillperiode

Allgemeines
Während der Schwangerschaft kommt es physiologischerweise zu einer vermehrten Produktion von Thyroxin-bindendem Globulin. Dadurch ergibt sich eine Zunahme der Gesamthormonkonzentration im Serum. Während der Schwangerschaft müssen daher immer die freien Hormone bestimmt werden. Der Jodbedarf steigt durch eine erhöhte renale Clearance, den Jodverbrauch des Fetus und die Zunahme des intravasalen Verteilungsraums an. Die Beta-hCG-Konzentration nimmt im ersten Schwangerschaftsdrittel deutlich zu. Beta-hCG besitzt eine TSH-ähnliche Wirkung und stimuliert die Thyreozyten. Dadurch kommt es in der Frühschwangerschaft zu einer vermehrten Schilddrüsenhormonproduktion und konsekutiv zu einer TSH-Erniedrigung. Selten kann sich daraus eine subklinische oder manifeste Hyperthyreose entwickeln (Schwangerschaftshyperthyreose).

Die Plazenta ist in geringem Maß durchgängig für mütterliche Schilddrüsenhormone. Jod und schilddrüsenspezifische Antikörper sowie Medikamente wie Thyreostatika und Betablocker sind frei plazentagängig. Die mütterliche Schilddrüse zeigt bei ausreichender Jodierung eine geringe Volumenszunahme. Bei Jodmangel kann es zur Ausbildung einer Struma und auch zum Entstehen von knotigen Veränderungen kommen.

Ab der 10.–12. Schwangerschaftswoche ist die kindliche Schilddrüse in der Lage, Jod aufzunehmen und Schilddrüsenhormone zu produzieren. Zuvor erfolgt die Versorgung des Fetus offenbar durch diaplazentaren Transport von mütterlichen Schilddrüsenhormonen.

Während der Schwangerschaft und der Stillperiode sind Untersuchungen und Therapien mit radioaktiven Substanzen (Szintigraphie und Radiojodtherapie) kontraindiziert. Medikamentöse Therapien mit Schilddrüsenhormonen, Jod und Thyreostatika sind möglich.

Abbildung 6.1. zeigt ein Schema zur Routinekontrolle schwangerer Patientinnen.

Schilddrüse und Kinderwunsch
Bei Frauen im gebärfähigen Alter sollte der TSH-Wert bei der Konzeption unter 2,5 mU/l liegen, da die ausreichende Versorgung des Fetus mit Schilddrüsenhormon und Jod für eine normale körperliche und geistige Entwicklung unbedingt erforderlich ist. Bei unerfülltem Kinderwunsch kann es sinnvoll sein, TSH-Werte um 1 mU/l anzustreben.

Basisuntersuchung / Ergebnisse	TSH	0,2–2,5	0,2–2,5	
	TPO-Ak	neg	pos	
	Sonographie	echonormal	echonormal / echoarm	
Weitere Untersuchungen / Ergebnisse	fT$_3$	nicht erforderlich	nicht erforderlich	
	fT$_4$	nicht erforderlich	nicht erforderlich	
	TRAK	nicht erforderlich	nicht erforderlich	
Kontrollintervall			2 Monate	
Diagnose		schilddrüsengesund	Chronische Immunthyreoiditis / Postpartum-Thyreoiditis	
Therapie		adäquate Jodzufuhr	adäquate Jodzufuhr	

Abb. 6.1: Schema zur Routinekontrolle der Schilddrüsenfunktion am Schwangerschaftsbeginn.

Hypothyreose und Schwangerschaft
Eine Hypothyreose kann einerseits während der Schwangerschaft neu auftreten, andererseits kann eine Hypothyreose bereits bekannt sein und unter Behandlung stehen. Neben der Klinik und der körperlichen Untersuchung müssen die Schilddrüsenhormone, das TSH und die Schilddrüsenantikörper bestimmt werden. Die Therapie besteht in einer Substitution mit Thyroxin. Ziel ist es, rasch eine mütterliche Euthyreose mit TSH-Werten unter 2,5 mU/l zu erreichen. In der 8. SSW sollte der Beta-hCG-induzierte Anstieg des fT$_4$ sowie der Abfall des TSH dokumentiert werden. Bleiben diese aus, muss die Dosierung des Schilddrüsenhormons gesteigert werden, da sonst die Abortrate erhöht ist. Anschließend sind in regelmäßigen Abständen Funktionskontrollen durchzuführen.

Hyperthyreose und Schwangerschaft
Während einer Schwangerschaft tritt eine manifeste Hyperthyreose nur selten auf; eine subklinische Hyperthyreose ist nicht behandlungspflichtig. Differentialdiagnostisch muss zwischen einer Immunhyperthyreose vom Typ Morbus Basedow, einer funktionellen Autonomie und einer Schwangerschaftshyperthyreose unterschieden werden.

> 2,5	< 0,1	< 0,1
pos	normal / pos	neg
echoarm	echoarm	echonormal
nicht erforderlich	normal (subklinische Hyperthyreose) / erhöht (manifeste Hyperthyreose)	normal (subklinische Hyperthyreose) / erhöht (manifeste Hyperthyreose)
normal (subklinische Hypothyreose) / erniedrigt (manifeste Hypothyreose)	normal (subklinische Hyperthyreose) / erhöht (manifeste Hyperthyreose)	normal (subklinische Hyperthyreose) / erhöht (manifeste Hyperthyreose)
nicht erforderlich	pos	neg
6 Wochen	4 Wochen	4 Wochen
Chronische Immunthyreoiditis / Postpartum-Thyreoiditis	Immunhyperthyreose Typ Morbus Basedow	Beta-hCG induziert
Thyroxin	Thyreostatikatherapie bei manifester Hyperthyreose	Thyreostatikatherapie nur bei ausgeprägten Formen

Diagnostisch müssen eine Schilddrüsenhormon-, TSH- und Schilddrüsenantikörperbestimmung sowie eine Sonographie durchgeführt werden. Therapeutisch muss Jod gemieden werden.

Eine Beta-hCG-induzierte Schwangerschaftshyperthyreose verläuft meistens mild und zeigt in fast allen Fällen eine Spontanremission nach dem ersten Schwangerschaftsdrittel. Ein ausgeprägterer Verlauf findet sich bei Mehrlingsschwangerschaften. Eine thyreostatische Monotherapie ist nur selten erforderlich und sollte anfangs sehr niedrig dosiert werden.

Bei einem Morbus Basedow muss die niedrigst dosierte Thyreostatika-Monotherapie gewählt werden, um Schilddrüsenhormonspiegel im oberen Normbereich Nichtschwangerer und TSH-Werte im unteren Normbereich zu erzielen. So kann eine fetale Hypothyreose vermieden werden. Eine kombinierte Thyreostatikatherapie (Thyreostatikum und Schilddrüsenhormon) ist kontraindiziert. TSH- und Schilddrüsenhormonkontrollen sind zumindest 4-wöchentlich durchzuführen. Kurz vor dem Geburtstermin ist eine TRAK-Kontrolle erforderlich. Bei hohen mütterlichen TRAK-Titern kann durch den diaplazentaren Übertritt postpartal beim Neugeborenen eine transiente Hyperthyreose auftreten. Meist kommt es gegen Ende der Schwangerschaft zu einer Remission der Hyperthyreose, postpartal sind zum Teil sehr ausgeprägte Hyperthyreoserezidive häufig. Während der Schwangerschaft ist eine Radiojodtherapie kontraindiziert. Eine Thyreoidektomie wird – wenn immer möglich – postpartal durchgeführt. Obwohl kleine Mengen Thyreostatika in die Muttermilch übertreten, können die Kinder unter niedrig dosierter thyreostatischer Therapie gestillt werden. Auch während dieser Zeit sind engmaschige Schilddrüsenfunktionskontrollen erforderlich. Grundsätzlich ist der Patientin zu raten, den Morbus Basedow vor Eintreten einer geplanten Schwangerschaft definitiv therapieren zu lassen.

> Eine Hyperthyreose verkompliziert die Schwangerschaft – eine Schwangerschaft verkompliziert die Hyperthyreosebehandlung:
> 1. Komplikationen durch die mütterliche Hyperthyreose
> 2. Nebenwirkungen der Thyreostatika, vor allem die Thyreostatika-induzierte Hypothyreose
> 3. Diaplazentare Passage des TRAK

Postpartum-Thyreoiditis
Die Postpartum-Thyreoiditis ist eine lymphozytäre Thyreoiditis (weiteres siehe S. 50f).

Euthyreote Struma
Eine Sonographie sowie die Schilddrüsenhormon- und TSH-Bestimmung einmal pro Trimenon sind angezeigt. Die Therapie besteht in einer niedrigdosierten Thyroxin-Medikation bzw. einer Jodsubstitution. Bei der Erstdiagnose von knotigen Veränderungen ist eine Feinnadelpunktion durchzuführen. Bei suspektem Befund oder gesicherter Malignität ist abhängig von der vermuteten Histologie, dem Lymphknotenstatus und der Schwangerschaftsdauer eine adäquate chirurgische Intervention entweder noch während der Schwangerschaft oder unmittelbar postpartal durchzuführen.

Kindheit und Jugend

Neonatale Hypothyreose
Die häufigsten Ursachen einer neonatalen Hypothyreose sind entweder Entwicklungsstörungen des Organs oder Defekte innerhalb der Schilddrüsenhormonsynthese. Durch das Hypothyreosescreening der Neugeborenen mittels TSH-Bestimmung am 5. Lebenstag werden praktisch alle hypothyreoten Neugeborenen gefunden. In letzter Zeit ergibt sich durch die ambulante Geburt und die Hausgeburt das Problem, dass diese Neugeborenen der Screening-Untersuchung entgehen können.

Unmittelbar nach Bestätigung der TSH-Erhöhung wird eine Thyroxinmedikation eingeleitet, um eine gestörte geistige und motorische Entwicklung zu vermeiden. Bei sofortiger Thyroxin-Substitution besteht eine gute Prognose. Differentialdiagnostisch muss eine neonatale Hypothyreose gegen eine TSH-Erhöhung aus anderen Gründen abgegrenzt werden: Extremer intrauteriner Jodmangel, Jodkontamination, Thyreostatikatherapie der Mutter oder diaplazentarer Transfer von blockierenden Antikörpern. Diese Formen der transienten Hypothyreose dauern bis zu mehreren Wochen, sind aber reversibel. Eine Substitutionstherapie ist jedoch durchzuführen.

Hypothyreosen im Kindesalter
Die häufigste Ursache ist die Autoimmunthyreopathie. Bei Patienten mit Chromosomenanomalien (z. B. Trisomie 21) treten Autoimmunthyreopathien häufiger auf. Das frühzeitige Erkennen und Behandeln einer kindlichen Hypothyreose ist sehr wichtig, da es sonst zu irreversiblen Störungen der Hirnreifung kommen kann. Die Therapie besteht in der Schilddrüsenhormongabe.

Neonatale Hyperthyreose
Diese wird durch plazentagängige TSH-Rezeptor-Antikörper der Mutter ausgelöst und kann bis einige Wochen nach der Entbindung andauern. Symptome: Tachykardie, Unruhe, Diarrhö, eventuell Struma und Exophthalmus.

Hyperthyreose im Kindesalter
Insgesamt selten, differentialdiagnostisch ist die Immunhyperthyreose vom Typ Morbus Basedow von der funktionellen Autonomie abzutrennen.

Schilddrüsenvolumen bei Kindern
In Tabelle 6.1 sind die Normalbereiche der Schilddrüsenvolumina für Kinder verschiedener Altersgruppen aufgelistet. Diese wurden von den Autoren aus einer großen Gruppe österreichischer Kinder aus verschiedenen Bundesländern ermittelt.

Schilddrüsentumore
Die histologischen Subtypen sind identisch mit denen der Erwachsenen, insgesamt extrem selten. Strumaknoten sind bei Kindern jedoch mit höherer Wahrscheinlichkeit eher bösartig, als Strumaknoten im Erwachsenenalter.

Tabelle 6.1: Schilddrüsenvolumen bei österreichischen Kindern – Normalwerte

Alter (Jahre)	Mittelwert ± SD (ml)
6	2,0 ± 0,74
7	2,4 ± 1,12
8	3,0 ± 1,28
9	3,1 ± 1,15
10	3,6 ± 1,41
11	4,2 ± 1,64
12	5,0 ± 1,92
13	6,9 ± 2,90
14	7,3 ± 2,46

Die Schilddrüse im höheren Lebensalter

Die Häufigkeit von knotigen Veränderungen nimmt mit zunehmendem Alter zu. Auch die Anzahl der autonom funktionierenden Zellen kann zunehmen.

Hyperthyreose im Alter
Die häufigste Ursache der Hyperthyreose im Alter ist die funktionelle Autonomie. Seltener kann ein Morbus Basedow als Ursache einer Überfunktion festgestellt werden. Der Verlauf der Hyperthyreose ist häufig mono- bis oligosymptomatisch und weniger ausgeprägt als bei jugendlichen Patienten. Häufig treten tachykarde Herzrhythmusstörungen, Gewichtsverlust, Herzinsuffizienz oder depressive Verstimmung auf. Auf Jodrestriktion ist zu achten.

Hypothyreose im Alter
Da Immunthyreoiditiden im höheren Lebensalter häufig sind, kommt es in diesem Lebensalter auch häufig zu Hypothyreosen. Da sich die Funktionsstörung langsam entwickelt und die Symptome häufig als normale Alterungserscheinungen fehlgedeutet werden, wird der Verdacht auf eine Hypothyreose manchmal erst spät geäußert. Typische Symptome sind vermehrte Müdigkeit und Schlafbedürfnis, Leistungsabfall, geistiger Abbau, depressive Verstimmtheit, Kälteempfindlichkeit oder Gewichtszunahme. Monosymptomatische Verläufe sind häufig. Durch Hormonsubstitution kann der Zustand der Patienten wieder verbessert werden.

Kapitel 7: Anhang

Nützliche Internetadressen

Österreich

www.schilddruesenforum.at
Im von den beiden Autoren dieses Buches initiierten Internet-Diskussionsforum haben Patienten die Möglichkeit, untereinander über ihre Schilddrüsenerkrankung zu diskutieren.

www.hormon.org
Diagnose- und Therapierichtlinien zum Thema Schilddrüse für Ärzte.

www.schilddruesenpraxis.at
Homepage der von Univ.-Doz. Dr. Zettinig gegründeten Schilddrüsenpraxis Josefstadt in 1080 Wien.

www.schilddrueseninstitut.at
Das Institut für Schilddrüsendiagnostik und Nuklearmedizin in 8200 Gleisdorf (ärztlicher Leiter: Dr. Buchinger).

www.schilddruesenordination.at
Dr. Buchinger stellt seine Wahlarztordination in 8020 Graz vor.

www.ogn.at
Die österreichische Gesellschaft für Nuklearmedizin listet alle nuklearmedizinischen Institutionen Österreichs auf.

www.selbsthilfegruppe.at
Plattform der Selbsthilfegruppe Schilddrüsenkarzinom.

International

www.thyroid.org
Die American Thyroid Association ist die amerikanische thyreologische Fachgesellschaft.

www.eurothyroid.com
Webseite der European Thyroid Association.

www.thyroidmanager.org
Im Thyroid Disease Manager finden Sie diagnostische Algorithmen und Behandlungsrichtlinien bei Schilddrüsenerkrankungen.

Die Autoren

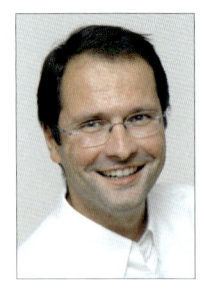

Univ.-Doz. Dr. Georg Zettinig

Geboren 1969 in Fürstenfeld, Medizinstudium an der Karl-Franzens-Universität Graz, Promotion 1994 ebenda. Ausbildung zum Arzt für Allgemeinmedizin an den Burgenländischen und Steiermärkischen Krankenanstalten sowie an der Klinischen Abteilung für Kardiologie der Medizinischen Universitätsklinik Graz. 1997 Jus Practicandi, 1998 Notarzt. Anschließend Ausbildung zum Facharzt für Nuklearmedizin an der Universitätsklinik für Nuklearmedizin Wien. 2003 Habilitation zum Thema „Chronische Immunthyreoiditis".

2003–2006 Oberarzt an der Universitätsklinik für Nuklearmedizin Wien. Bevor er 2006 das AKH Wien verließ, war er Leiter der Schilddrüsenambulanz an der Universitätsklinik für Nuklearmedizin Wien. Seither betreibt er hauptberuflich eine Privatpraxis in Wien mit dem Schwerpunkt Diagnose und Therapie von Schilddrüsenerkrankungen: Die Schilddrüsenpraxis Josefstadt.

Dozent Zettinig ist Mitglied internationaler Fachgesellschaften, wie zum Beispiel der American Thyroid Association, hat mehrere wissenschaftliche Arbeiten zum Thema Schilddrüse mit den Schwerpunkten Autoimmunthyreoiditis Hashimoto und Schilddrüsenkarzinom in renommierten internationalen Fachzeitschriften verfasst und hält Vorlesungen zum Thema Schilddrüsenerkrankungen an der Medizinischen Universität Wien.

Korrespondenzadresse:
Univ.-Doz. Dr. Georg Zettinig
Schilddrüsenpraxis Josefstadt
Laudongasse 12/8, A-1080 Wien

Dr. Wolfgang Buchinger

Dr. Wolfgang Buchinger absolvierte sein Medizinstudium an der Karl-Franzens-Universität Graz. Die Ausbildung zum Facharzt für Innere Medizin mit dem Zusatzfach Endokrinologie und Stoffwechselerkrankungen, zum Facharzt für Nuklearmedizin und zum Arzt für Allgemeinmedizin erfolgte an der Internen Abteilung des Krankenhauses der Barmherzigen Brüder Graz-Eggenberg (Prof. Dr. O. Eber), an der Klinik und Poliklinik für Nuklearmedizin des Universitätsspitals Zürich (Prof. Dr. G. K. v. Schulthess), im Landeskrankenhaus Graz und im Landeskrankenhaus Deutschlandsberg. Dr. Wolfgang Buchinger ist Oberarzt der Internen Abteilung des Krankenhauses der Barmherzigen Brüder in Graz Eggenberg und seit Jänner 1999 Leiter der dortigen Schilddrüsenambulanz. 2007 gründete er das Institut für Schilddrüsendiagnostik und Nuklearmedizin in Gleisdorf, das er als ärztlicher Leiter führt.

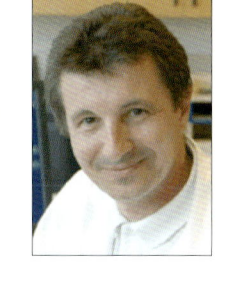

Neben der Veröffentlichung zahlreicher wissenschaftlicher Arbeiten (Schwerpunkt: Schilddrüse) ist er Leiter der Arbeitsgruppe „Schilddrüse und Endokrinologie" der österreichischen Gesellschaft für Nuklearmedizin und medizinischer Berater der österreichischen Selbsthilfegruppe Schilddrüsenkarzinom sowie Mitglied von internationalen Fachgesellschaften.

Korrespondenzadresse:
Dr. Wolfgang Buchinger
Leiter der Schilddrüsenambulanz der Internen Abteilung
Krankenhaus der Barmherzigen Brüder Graz-Eggenberg
Berggasse 27, A-8020 Graz

Weitere von den Autoren erschienene Lehrbücher:

Bernd Eber, Georg Zettinig: EKG – kurz und bündig. Leykam, Graz, 1995; Nachdruck 1997, ISBN 978-3-7011-7303-7.

Wolfgang Buchinger, Georg Binter: Bildgebende Nuklearmedizin. Graz, 1995, ISBN 3-00-072500.

Wolfgang Buchinger, Georg Zettinig: Schilddrüsen-Update 2009. Facultas, Wien, 2009, ISBN 978-3-7089-0582-2.

Index

A
Adenom, follikuläres 20, 59
Albumin 8
Amiodaron 11, 54, 55
Amiodaron-induzierte Thyreoiditis:
    → Thyreoiditis, Amiodaron-induzierte
Anamnese 13, 47
Anatomie 7
Autoimmun-Thyreoiditis:
    → Thyreoiditis, autoimmune
Autonomie,
    disseminierte funktionelle 39
Autonomie, funktionelle 28, 29, 39
Autonomie,
    multifokale funktionelle 29, 39, 62
Autonomie,
    unifokale funktionelle 19, 39

B
Basedow, Mb. 29, 32, 43, 44
Basedow, Mb., Schwangerschaft 66
Beta-hCG 65, 66, 67

C
C-Zellen 8, 15
Computertomographie 21, 36, 59

D
Dejodinase 9
Dopplersonographie 17, 32, 41, 44, 50

E
Embryonalentwicklung 7
Exophthalmus 46, 69

F
FDG 20
Feinnadelpunktion 20, 59
Funktionelle Autonomie:
    → Autonomie, funktionelle

G
Gammakamera 18

H
Hashimoto-Thyreoiditis:
    → Immunthyreoiditis, chronische
Hormon, freies 9
Hormon, Substitutionstherapie 23
Hormon, Synthese 8
Hyperthyreose 28
Hyperthyreose, Alter 70
Hyperthyreose, Kindesalter 69
Hyperthyreose, latente 28
Hyperthyreose, manifeste 28
Hyperthyreose, neonatale 68
Hyperthyreose,
    passagere 29, 48, 49, 50
Hyperthyreose,
    Schwangerschaft 65, 66
Hyperthyreose, subklinische 28
Hyperthyreose, Therapie 23
Hypoparathyreoidismus,
    postoperativer 25, 38
Hypophyse 10
Hypothalamus 10
Hypothyreose 27, 48, 50, 54
Hypothyreose, Alter 70
Hypothyreose, Kindesalter 69
Hypothyreose, latente 27
Hypothyreose, manifeste 27, 48
Hypothyreose, neonatale 68
Hypothyreose, Schwangerschaft 66
Hypothyreose, subklinische 27, 48
Hypothyreose, Therapie 23
Hypothyreosescreening 68

I
Immunhyperthyreose:
    → Basedow, Mb.
Immunthyreoiditis,
    chronische 27, 48
Insulin 9
Interferon 55

J
Jod 11, 24, 42
Jod, Bedarf 11
^{123}Jod 18
^{131}Jod 18, 25, 61

Jodsalzprophylaxe 11

K
Kalzitonin 8, 15, 57, 63
Karzinom 55
Karzinom, anaplastisches 55–58
Karzinom, differenziertes 55, 56, 62
Karzinom, familiäres medulläres 55, 63
Karzinom, follikuläres 20, 55–58
Karzinom, insuläres 56
Karzinom, medulläres 15, 55–59, 63
Karzinom, papilläres 20, 55–59, 61
Karzinom, undifferenziertes 55–58
Kernspintomographie 21
Kinderwunsch, unerfüllter 27, 65
Knoten 18, 32, 36, 40
Knoten, „heißer" 18, 32, 36
Knoten, „kalter" 18, 32, 36, 39
Kretinismus 11

L
Labor 14
Leukopenie 24
Levothyroxin 23
Lithium 23
Lugol'sche Lösung 23

M
MEN → Neoplasie, multiple endokrine
Mikrokarzinom, papilläres 20, 56, 62
Morbus Basedow: → Basedow, Mb.
Multiple endokrine Neoplasie:
 → Neoplasie, multiple endokrine
Myxödem 28
Myxödem, prätibiales 29, 43

N
Natrium/Jodid-Symporter 8, 18
Nebenschilddrüse 7
Neoplasie, follikuläre 20
Neoplasie, multiple endokrine 55, 63
Nervus laryngeus recurrens 7
Nicht autoimmune Thyreoiditis:
 → Thyreoiditis, nicht autoimmune

O
Orbitopathie, endokrine 29, 43–47
Orbitopathie, endokrine, milde 46
Orbitopathie, endokrine, aktive 46
Orbitopathie, endokrine, inaktive 47
Orbitopathie, endokrine, rasch progrediente hochaktive 47

P
Palpation 13, 14, 31, 32
Pentagastrintest 15
Perchlorat 23, 24, 55
Physiologie 8
Plazenta 65
Plazentaschranke 7
Positronenemissionstomographie 20
Postpartum-Thyreoiditis 50, 68
Propylthiouracil 23
Punktion 20

R
Radiatio, externe 55, 60
Radiojodtherapie 25, 60
Radionuklid 18
Rekurrensparese 21, 25, 38
RET-Protoonkogen 63
Rezidiv, lokoregionäres 60
Riedl Struma:
 → Thyreoiditis, invasiv-sklerosierende
Röntgenkontrastmittel 11, 24

S
Schilddrüse, Parenchymstruktur 31
Schilddrüse, Volumen 17, 36
Schilddrüsenblockade 24
Schilddrüsengewebe, ektopes 18
Schilddrüsenkarzinom: → Karzinom
Schilddrüsenperoxydase 8
Schilddrüsenzyste: → Zyste
Schnellschnittdiagnostik 60
Schwangerschaft 28, 29, 50, 65
Selen 49
Silent Thyreoiditis:
 → Thyreoiditis, silent
Sonographie 15, 31, 40

Stillperiode	65
Strahlenthyreoiditis	53
Struma	31
Struma diffusa	35
Struma, euthyreote	35, 68
Struma nodosa	35
Struma, Operationsindikationen	38
Struma, retrosternale	18
Subakute Thyreoiditis de Quervain: → Thyreoiditis, subakute de Quervain	
Szintigraphie	18, 31, 41

T

T3	8, 14
T4	8, 14, 23
TBG	8
^{99m}Tc	18
^{99m}Technetium	18
Tetrajodthyronin	14
Tg	15
Tg-Antikörper	15, 48
Therapie, ^{131}Jod	25
Therapie, chirurgische	25
Therapie, definitive	30, 42
Therapie, medikamentöse	23
Therapie, Radiojod-	25
Therapie, thyreostatische	23, 30
Thiamazol	23
Thrombopenie	24
Thyreoglobulin	8, 15, 62
Thyreoglobulin, Wiederfindung	15
Thyreoglobulin, Recovery	15
Thyreoglobulin-Antikörper	15
Thyreoidea-Stimulierendes Hormon	14
Thyreoidektomie, totale	45, 60
Thyreoiditis	48
Thyreoiditis, akute	52
Thyreoiditis, Amiodaron-induzierte	53
Thyreoiditis, atrophische	48, 51
Thyreoiditis, autoimmune	48
Thyreoiditis, chronisch autoimmune	27, 48
Thyreoiditis, Interferon-induzierte	55
Thyreoiditis, invasiv-sklerosierende	53
Thyreoiditis, medikamentös bedingte	53
Thyreoiditis, nicht autoimmune	52
Thyreoiditis, postpartale	50, 68
Thyreoiditis, silent	52
Thyreoiditis, spezifische	53
Thyreoiditis, subakute de Quervain	52
Thyreoperoxidase-Antikörper	14
Thyreostatika	23
Thyreotropin Releasing Hormon	10
Thyroxin	8, 14
Thyroxin-bindendes Globulin	8, 65
TNM-Klassifikation	58
TPO	8
TPO-Antikörper	14, 48
Tracheazielaufnahme	21, 36
TRAK	15, 43
Transportproteine	8
Transthyretin	8
TRH	10, 14
TRH-Test	14, 27
Trijodthyronin	8, 14
Trisomie	69
TSH	9, 14, 27
TSH, humanes rekombinantes	61
TSH-Stimulation, exogene	62
TSH-Rezeptor-Autoantikörper	15, 29, 43

U

Ultraschall	35
Untersuchung, klinisch physikalische	13
Uptake	18

Z

Zyste	33
Zytologie	37